産婦人科医が教える

オトナ女子に知っておいてほしい大切なからだの話

医師
八田真理子

アスコム

はじめに

あなたの膣はケアができていますか？

膣は、顔や体の他の部分と違い、普段ほとんど人に見せることのない場所です。
でも、女性にとって、月経や妊娠・出産に関わる非常に大切な器官です。

そんな大切な「膣」は、実はとってもデリケート。
きちんとケアをしないと、体や心に、さまざまな病気や不快な症状が発生してしまいます。

逆に、しっかりとケアをしていけば、女性として心も体もハッピーな毎日を送ることができるのです。

ちつケアをするとこんなにいいことがたくさん!

免疫力アップ
尿漏れ、
子宮脱の予防
冷え性などの改善

セックスレスの予防
スムーズな
妊娠・出産
パートナーとの
関係良好

すべすべ美肌
ツヤツヤ美髪

女性として
健康 & キレイな体と
自信が手に入るかも!

※効果には個人差があります

心も体もヘルシー&ビューティーになれる膣周りのケア。
あなたも本書を読んで、ぜひ始めてみませんか。

欧米では当たり前！「ちつケア」は女性のたしなみ

皆さんは、自分の性器、そして「膣」の健康について、考えてみたことはありますか？

「膣はセックスをするためのもの。そんな話題を人に話せません」
「家族や彼とだって、話題にしたことはありません！」

とんでもない、と首を横にふる方が多いのではないでしょうか。

日本では、「性」にかかわるものは、「秘めておくもの」という考え方が昔から主流で、21世紀になった今も、それはさほど変わっていません。

しかし、海外ではまったく違います。

たとえばフランスやフィンランドなど海外では、女性が心身ともに健やかに生きるためのたしなみとして、性教育が行われています。女の子が初潮を迎えるころには、母親や教師、あるいはかかりつけの家庭医から、月経と妊娠・出産のしくみ、また避妊についてアドバイスを受けています。

海外では「性」、そして、「膣」をケアすることも、女性が心身ともに健やかに生きるために欠かせない健康習慣として、当たり前に行われています。

デリケートエリア専用のソープや保湿剤、潤滑ゼリーなども種類豊富に、しかも堂々と販売されています。

日本は「ちつケア」発展途上国

日本では、いまだ「性」に関する話題自体が「恥ずかしいこと」「隠しておくべきもの」として、どことなくタブー視される……という風潮があります。

そして、女性が社会で活躍するようになった現代でも、この部分だけは触れられず、放置されたままになっています。


性と性器にまつわる知識、そして、女性が自ら「膣」をケアする「ちつケア」の知識は、本来であれば、女性が心身ともに健やかに生きるため、必要不可欠なもの。

初潮を迎え、女性としてステップアップする「思春期」の時期には、正しい知識を得る機会が必要です。そして、決してそのことを恥ずかしいと感じる必要などありません。

しかし、実際はどうでしょう。

皆さんも、小学校で教えてもらったことを、ぜひ思い出してみてください。

日本の学校教育が保健体育の授業で教える内容は、思春期に訪れる男女の体の変化や妊娠出産のしくみについてが中心です。それも簡単に、最低限のことしか教わっていない——という方が、ほとんどではないでしょうか。

女性が健康を維持し、自分を守るために、本当に知っておかなくてはいけない月経の意味やＳＴＩ（性行為感染症）、避妊について、正しい知識を得られる機会は、ほとんどありません。

このような現状で、日本の「ちつケア」事情は、世界的に見たらかなり遅れていると言わざるを得ません。日本は今も「ちつケア」発展途上国なのです。

産婦人科医として、「膣」に関するさまざまな悩みを抱えた多くの女性たちに接し、また世界の最新情報にふれるなかで、私はこうした現状に危機感を覚えるようになりました。

輝く女性として「膣」について考えることは、とても大切なこと。多くの女性たちに知ってもらわなければならないと思ったのです。

私は、この本をきっかけとして「Women's Intimate Health(女性の膣周りのケア)」という考え方を、日本の女性にももっと知ってほしいのです。この考え方が広がっていけば、日本の女性がさらに輝き、魅力的になる日もそう遠くはないと、信じています。

皆さんも、自分の体の知らなかった部分へつながる扉を、そっと開いてみませんか。

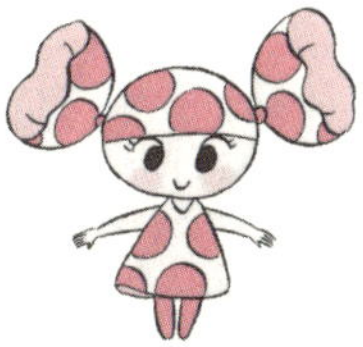

キャンディーダ

「ちつケア」が体と心を整える

膣は、女性がもつ性器（生殖器）を構成する器官のひとつです。
女性の外陰部と子宮の入り口（子宮頸部《けいぶ》）をつなぐ筒状の器官で、長さはおよそ7～9㎝ほど。その内側は、粘膜組織に覆われていて常に潤っています。
膣は普段、閉じていますが、たいへん柔軟性に富んでおり、セックスの時は男性のペニスを受け入れ、出産のときには、子宮から生まれてくる赤ちゃんの通り道になるほど広がります。

一方で、膣はとてもデリケートな場所です。

皆さんは、私たちの腸内にいる「腸内細菌」、あるいは腸内細菌を植物が群生しているお花畑に例えた「腸内フローラ」という言葉を聞いたことはありますか？　実は、膣の内側を覆う粘膜にも、腸と同様に多彩な常在菌が棲んでいます。そして腸内と同じように「腸内細菌」、いわば「膣内フローラ」が存在しているのです。

膣が健康な状態にあるとき、その内側は常在菌の働きで酸性に保たれています。酸性に保たれた膣には自浄作用があり、雑菌を跳ね返すパワーをもっているのです。

しかし、さまざまな要因で膣内が酸性に保たれなくなる＝膣内環境が崩れてしまうと、有害な雑菌が膣内に侵入しやすくなり、「膣カンジダ」をはじめとする膣炎にかかってしまうなど、膣トラブルを起こす危険性が高くなります。また、膣を支えている骨盤底筋群《こつばんていきんぐん》も加齢に伴い緩みやすくなり、尿もれや頻尿などの排尿障害や、骨盤臓《こつばんぞう》器脱《きだつ》などのトラブルが生じることもあります。

膣トラブルは、においやかゆみといった不快な症状を伴うものが多く、骨盤底筋群の衰えで「締まりが悪くなる」ことも。こういう症状があると、毎日を快適に過ごすことが難しくなったり、パートナーとの関係に悪い影響を与えたりすることもあるかもしれません。

膣の健康が損なわれる原因には、不規則な生活やストレス、加齢に伴う女性ホルモンの減少など、さまざまなことが挙げられます。

でも、心配はいりません。
膣を積極的にケアし、体を内側から整える「ちつケア」の習慣を身につけることで、あなたの膣と全身を、健康で若々しい状態に保つことが期待できるのです。

膣の劣化原因

- 不規則な生活 ・ストレス
- 加齢 ・間違ったケア
- 妊娠、出産に伴う骨盤底筋群の傷み

劣化するとトラブルの可能性あり!

- 膣炎などの感染症
- 乾燥 ・かゆみ ・におい
- 不妊症 ・尿もれ ・骨盤臓器脱

大人の女性の第一歩、「ちつケア」を始めよう

「ちつケア」は、いわば膣の自己管理。

自分の膣について正しい知識を持ち、自分の体をコントロールすることです。

適切な「ちつケア」で膣を若々しくよい状態に保てると、不思議なことに、外見も若々しく輝き始めます。膣のケアは、全身のアンチエイジングにもつながるのです。

膣と全身が若々しく健やかになると、自分に自信が持てるようになり、さまざまなことに対して積極的になれます。仕事をしている方も、家族のために頑張っている方も、自分のフィールドをより楽しめるようになるでしょう。

パートナーや家族をはじめとした周りの方たちとも、よりよい関係を築くことがで

きるようになるかもしれません。

「ちつケア」がもたらす相乗効果が、女性にハッピーを呼び込むきっかけになるのです。


「そんな部分見たことがない」

「なんだか恥ずかしい……」

そう思っていた皆さんも、そろそろ、体の中心にある「膣」のことが気になってきたのではありませんか？


「ちつケア」には、膣そのものをケアするお手入れ方法だけではなく、生活習慣や簡単な筋肉トレーニングなど、さまざまな方法が含まれます。

次の章からは、いよいよ具体的な「ちつケア」のメソッドをご紹介していきます。

膣のことを考えたり、意識したりすることは、恥ずかしいことでも、いやらしいことでもありません。

自分の体に目を向けて、膣を知ること・膣をケアすることは、大人の女性として当たり前のことなのです。女性としての自分を慈しみ、イキイキと毎日を過ごしていくために、あなたも今日から「ちつケア」を始めてみませんか？

Chapter 1 あなたは「膣」について、きちんと知っていますか？

Chapter 4 膣をヘルシー＆ビューティーに保つとっておきのケア

Chapter 5 「ちつケア」でいきいきした毎日を手に入れる

本書に登場する
キャラクター
紹介

女性の健康には菌やホルモンをはじめ、さまざまなものが関わっています。
本書に登場するキャラクターたちを紹介します。

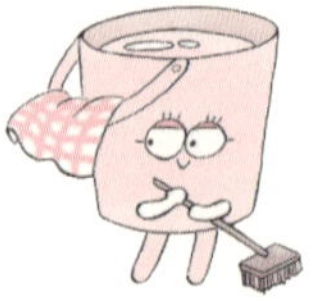

デーデルライン桿菌《かんきん》

善玉菌（乳酸菌）の仲間。腟内をよい環境に保つお掃除役。キャンディーダを正しい道に導く。

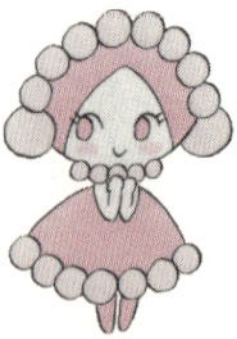

善玉菌（乳酸菌）

腟内環境を良好に保つ、良性の細菌。細菌の侵入や雑菌の繁殖を防いでくれる。

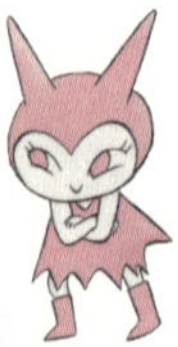

悪玉菌

増えすぎると腟内環境を悪くしてしまう菌。キャンディーダを悪の道に誘い込もうとする。

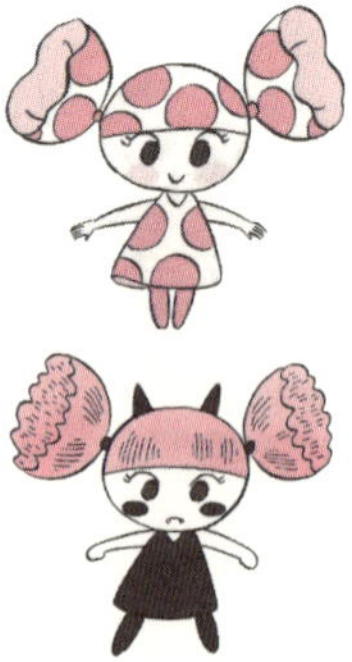

キャンディーダ（カンジダ菌）

腟の中に常在する日和見菌であるカンジダ菌のキャラクター。普段は大人しくてかわいいけれど体調の崩れ等でカンジダ菌が異常繁殖し、悪いキャンディーダちゃんに変身、腟カンジダ症を発症することも!?

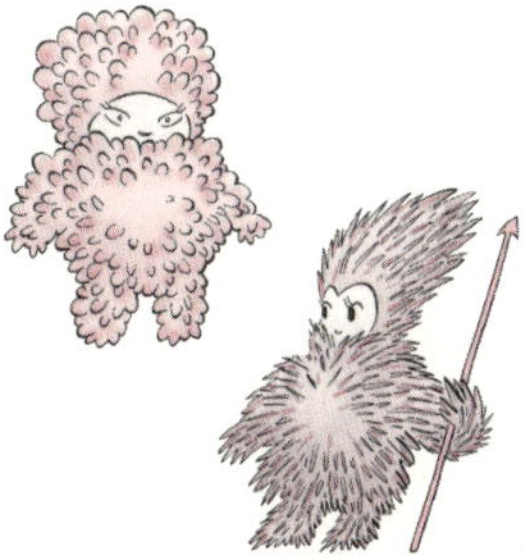

細菌（雑菌）・ウイルス

外からの侵入者。膣内環境が悪くなると、暴れ出して炎症を起こしたり、悪さをしたりする。

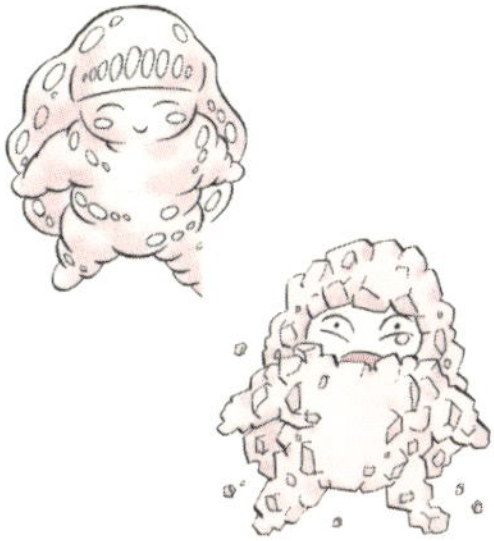

おりもの

膣から出る分泌物。色やにおい、形状で健康状態がわかる。キャンディーダが悪さをして膣カンジダ症にかかってしまうと、カッテージチーズのような、ぼろぼろした状態に。

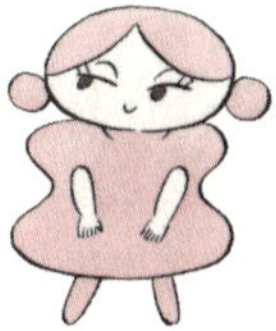

エストロゲン（卵胞ホルモン）

女性ホルモンの一種。女性の心身を守ってくれる存在。

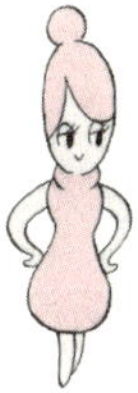

イソフラボン

女性ホルモンのエストロゲンと似た働きをして、女性の美と健康を助けてくれる成分。

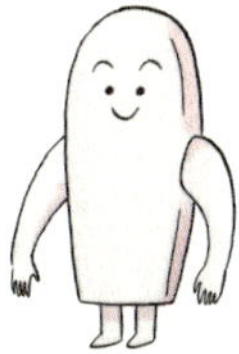

クロトリマゾール

細菌をやっつける抗真菌作用を持つ、薬の成分。

Chapter 1

あなたは「膣」について、きちんと知っていますか？

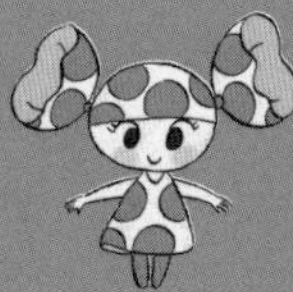

膣に関心を持って、女性としての「私」を大切にしよう

この本のテーマは、女性の「ちつケア」。

皆さんは、日常的にスキンケアに留意し、肌をベストな状態に保ち、ボディラインやネイルなどにも気を遣っていることでしょう。女性として「お手入れ」や「身だしなみ」は、当たり前のことですよね。

私がこれからご紹介する「ちつケア」は、それらの「お手入れ」のひとつとして考えてほしいのです。

膣は産み、育む力を与えられた女性の体の、「核（コア）」となる大切な部分です。その部分を健康に、そして美しく保つことは、全身の健康と美容、ひいてはアンチエイジングにもつながります。

「膣を美しくするって、どういうこと？」

と、不思議に思った方もいるでしょう。

私たちの顔が一人ひとり異なるように、膣の見た目も一人ひとり違っています。
でも、しっかりとお手入れされた膣は、ツヤツヤと赤みがあり、弾力性に富み、粘膜がみずみずしく潤っています。

そして、私は産婦人科医としての経験から、常々感じていることがあります。
それは、「膣が若々しい人は、見た目も若々しい」ということです。

膣の状態に無関心・無頓着でいると、膣をいい状態にキープできなくなります。

腟を適切な方法で清潔に保てていないと、かゆみやにおいなどの不快症状が出てしまうことがあります。

また、腟がベストな状態でないと性交痛の原因にもなります。さらにセックスレスや、腟で感じる「心地よさ」を遠ざけてしまうことにも。腟の弾力が低下し、粘膜がやせてカサカサに乾いてしまってはいけません。いま、もしくは将来的に妊娠を望んでいる方は、それを遠ざけてしまいかねません。

でも、心配はいりません。
あなたの腟が、一時的によくない状態になったとしても、適切な「ちつケア」をすれば、腟の若さと健康は取り戻すことができるのですから。

女性の健康は「膣」が握っている

これまでに何度か、「膣の健康」「若々しい膣」という表現を用いました。

では、「若々しくよい状態の膣」というのは、具体的にどのようなものなのでしょうか。


女性器のひとつである膣は、女性ホルモンであるエストロゲンによってコントロールされています。

膣が健康に保たれているときは、膣内部の粘膜に棲みついている常在菌・デーデルライン桿菌《かんきん》が活発に活動しています。デーデルライン桿菌は乳酸菌の一種で、乳酸を作り出す性質がある、いわゆる「善玉菌」と呼ばれるものです。

健康な女性の膣内には、デーデルライン桿菌がたくさん棲んでいて、酸性に保たれています。そうすることで、体の外から雑菌が侵入しても跳ね返し、自らの力で防ぐことができるのです。

これを、「膣の自浄作用」といいます。

しかし、生活の乱れやストレスなどにより、ホルモンバランスが崩れてしまうと、デーデルライン桿菌の活動は低下してしまいます。

すると、膣内を酸性に保つことができなくなり、自浄作用が低下します。そうなると、雑菌が侵入して炎症を起こしたり、感染症にかかったりといった、さまざまな悪い影響が出てくるのです。

デーデルライン桿菌の働きをキープするには、女性ホルモンのバランスが整っていることが不可欠です。

でも、多忙な現代の女性には、ストレスがいっぱい。

仕事や家事で忙しい、風邪をひいた、悩み事がある、寝不足……などの理由で、ホルモンバランスが崩れるのを、避けられないことだってあるでしょう。

そんなとき、膣のお手入れ「ちつケア」をきちんと実践しておけば、膣内環境をよい状態に保つ助けとなります。

万一、ホルモンバランスの乱れが避けられないときも、正しいちつケアを行っていれば、膣内環境が悪くならないよう健康な状態をキープすることにつながります。

膣と女性器

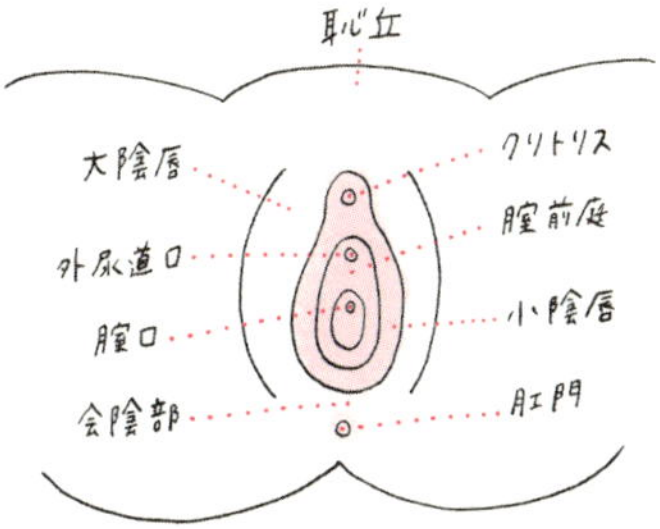

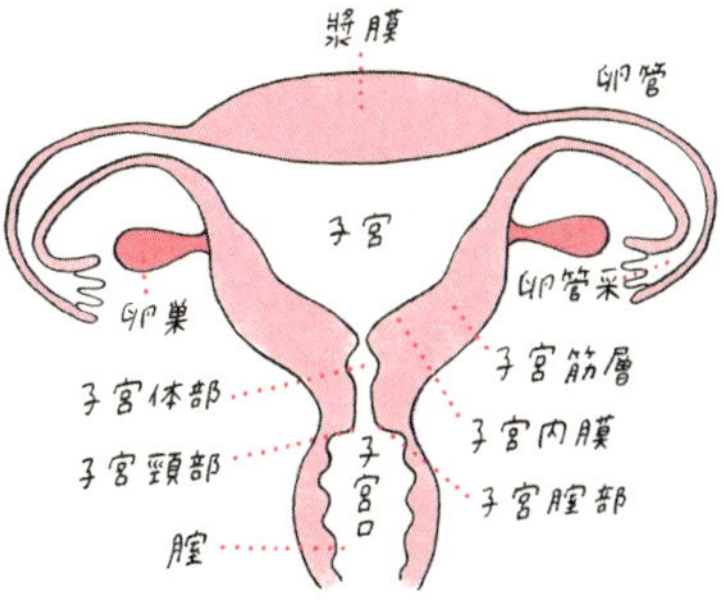

おりものは健康のバロメーター

膣の内側からは、「おりもの（帯下《たいげ》）」と呼ばれる粘液が常に分泌されています。おりものは、膣にとって重要な役割を持っており、初潮を迎えるころから量が増え始めます。

健康な女性のおりものは、ほぼ無色透明に近く、においはほとんどありません。デーデルライン桿菌の働きで酸性を帯び、膣内を雑菌の侵入からプロテクトしたり、老廃物を運び出したりしているからです。

おりものの状態は、月経周期で変化します。

月経後は、量は少なくさらっとした状態。排卵期が近づくと水様性で透明となり、量が増え、のびるようになります。これは「のびおり」と呼ばれることもあり、精子の通り道となって、精子を子宮内へ導いて妊娠しやすくするための生理的な変化です。排卵期が終わって月経が近づくと、量は少し減り、透明度は低下して白色となり、空気にふれて時間がたつと黄色くべたっとする、ねばりの強いおりものに変わります。

おりものの量や質の変化は、月経周期で増減するふたつの女性ホルモン・エストロゲンとプロゲステロンの働きによるもので、膣内を最適な状態にキープしています。

いわゆる生殖年齢にあたる10代後半～40代前半くらいの女性は、女性ホルモンの働きで十分な量のおりものが分泌され、常に膣内が潤っているものです。

ところが、更年期に入ると女性ホルモンが減少し、おりものの分泌量はグッと減ります。膣を守る役割をもつおりものが減ると、膣の自浄作用そのものが衰えてしまいます。閉経後に膣の不快症状を感じる女性が増えるのは、これが原因です。

また、汗をかきやすい人やかきにくい人がいるように、おりものの分泌量には個人差があります。比較的量が多い人の中には、「下着におりものがつくと気になるから、おりものシートが手放せない」という人もいます。

でも、常におりものシートをつけていると、かえってトラブルの原因になることも多いのです。

おりものシートの正しい使用については、第4章で詳しくご紹介していますので、ぜひ参考にしてください。

一方で、おりものの色やにおいが普段と明らかに違うときは、腟の状態が悪くなって、病気に感染していることもありますので、注意が必要です。

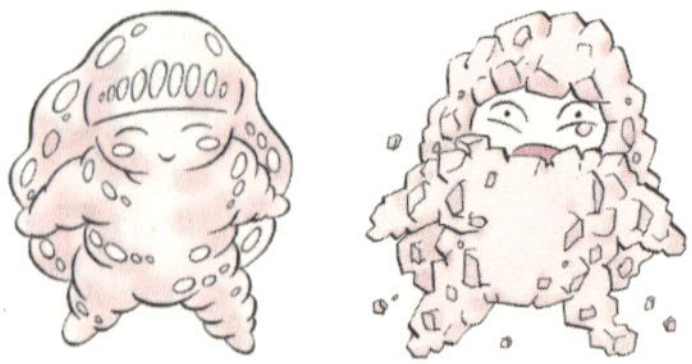

おりもの

月経周期とおりものの変化

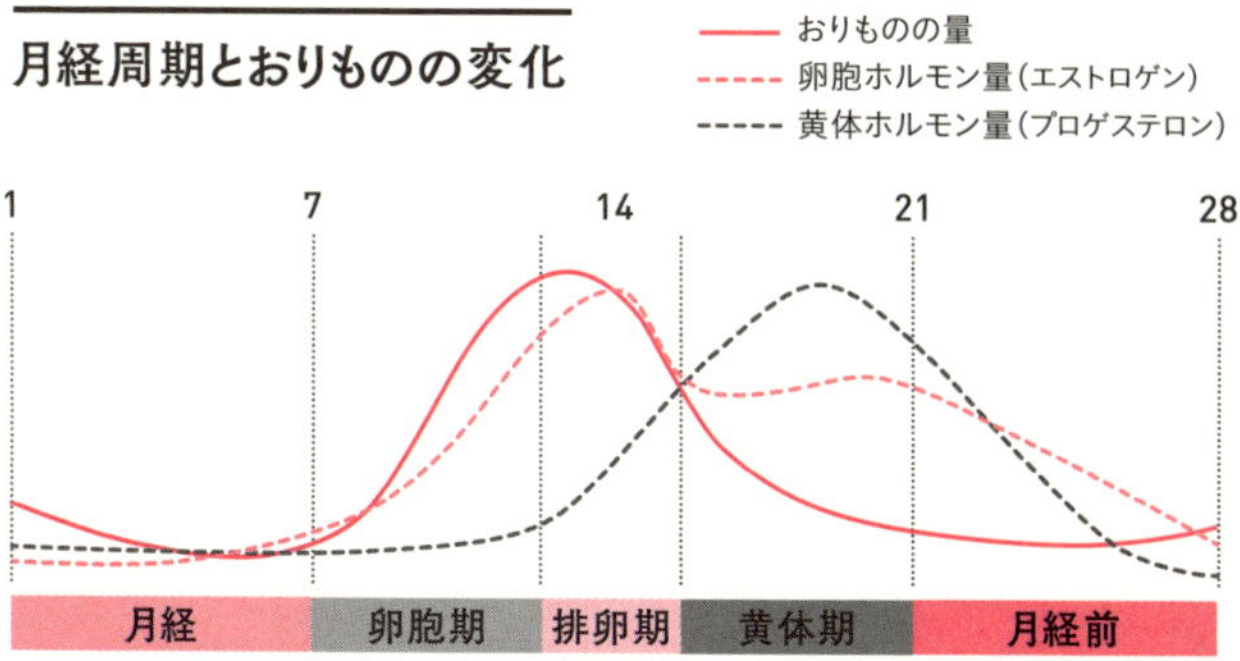

月経直後のおりものは、経血の残りが混ざって茶色っぽいことも。量は少なく、サラッとしている

妊娠しやすい時期。生卵の白身のようなおりものが増える

排卵が終わって、次の月経が来るまでが「黄体期」。ドロッと粘性のあるおりものが出る

月経が終わってから排卵までが「卵胞期」。サラサラして粘り気のないおりものが出る

おりものの状態の変化

〈卵胞期〉

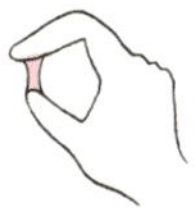

月経直後はおりものの量がもっとも少ない。サラッとして粘りも少ない。においが強くなりがち

〈排卵期〉

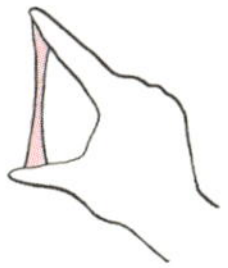

量が増え、水様性で透明。「のびおり」とも言う。においは弱い

〈黄体期〉

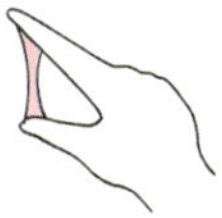

指でつまむとペタペタし、透明度は低く、白色。空気にふれて時間がたつと黄色くなる

その「かゆみ」「におい」は病気が原因かも!?

月経のサイクルで周期的に変化する女性の体。

特に、おりものの量や色、粘度、においには、目で見てわかるほどの変化が現れます。

でも、それはあくまで、ある一定の範囲に収まるもの。先ほどふれたとおり、健康な女性のおりものは無色透明から乳白色で、ショーツについて乾くと薄い黄色に見える程度。においはほとんどありません。

よく、「自分はおりものの量が多いから（あるいは、今おりものの量が増えているから）、外ににおいがもれているかも」と心配している方がいますが、それはほとんどの場合、取り越し苦労といっていいでしょう。

ただし、陰部周辺にしつこいかゆみを感じる、おりものの様子がいつもと違う、というときは要注意。おりものの変化は、膣内の異変に直結しています。

・おりもののにおいが、いつもよりきつく感じられる

・普段は粘液状のおりものが、固まったり、膿のようになったりしている

このように、「おりものの様子が普段とは明らかに違う」と感じられるときは、膣内の自浄作用が低下して雑菌が侵入し、膣カンジダ症や膣トリコモナス症、クラミジアや淋菌などの感染症を起こしている可能性があります。

おりものの状態には、感染した雑菌によって特有の変化が現れます。

つまり、普段からおりものに注意をはらうことが、膣の健康チェックにつながるということです。日ごろから、おりものの状態をしっかりチェックしておくことをおす

すめします。

性器周辺の違和感は、「恥ずかしい」という思いから誰にも言えず、病院を受診することもなく、ついついやりすごしてしまいがち。しかし、その違和感から病気につながっていくこともあるのです。放っておくと、症状が悪化してしまうこともあります。

病気によっては、下腹部痛や排尿痛、不妊など、将来、体に深刻な影響を与えることにもなりかねません。

「恥ずかしい」よりも、「自分の体は、自分で守るもの」と考え、「おかしい」と感じたときは、ためらわず婦人科を受診する意識をもちましょう。

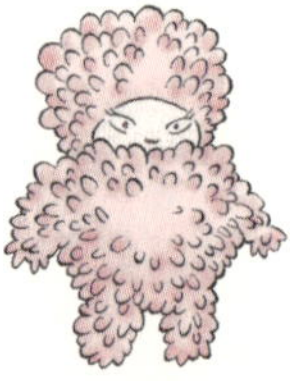
細菌

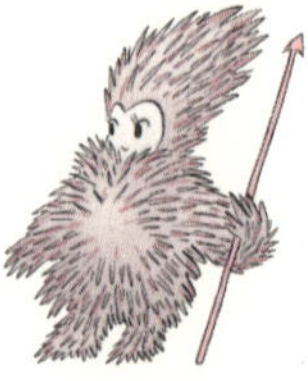
ウイルス

あなたの膣は大丈夫？膣の健康チェックリスト

性器周辺に感染する病気としては、セックスで感染するＳＴＩ（性行為感染症）がよく知られていますが、それ以外にも、膣の自浄作用が衰えることで、日常生活のなかで感染してしまう病気がいくつもあります。

これらの病気の多くは、感染するとまず膣やおりものに異常が現れます。放置すると子宮や骨盤内への感染に発展することもあります。

次のページに、膣が病気に感染したときに現れやすい症状のチェックリストを掲載していますので、ぜひ確認してみてください。

思い当たる症状が見つかった方は、早めに婦人科を受診しましょう。

Check!

〈膣の健康チェックリスト〉

- □ 外陰部にかゆみがある
- □ 外陰部が赤くなったりただれたりしている
- □ 外陰部に水ぶくれやブツブツができている
- □ 外陰部がヒリヒリする、または灼熱感がある
- □ おりもののにおいが普段よりきつい
- □ おりものの色がいつもと違う（黄色・茶色・緑色・灰色など）
- □ おりものが泡だったようになっている
- □ おりものが白くてカッテージチーズやヨーグルト状になっている
- □ 一日に何度もショーツを替えるほどおりものの量が多い

ひとつでも当てはまるものがある場合は、
婦人科の受診をおすすめします。
おりものの変化・病気ごとの症状については、
33・57ページを参照してください。

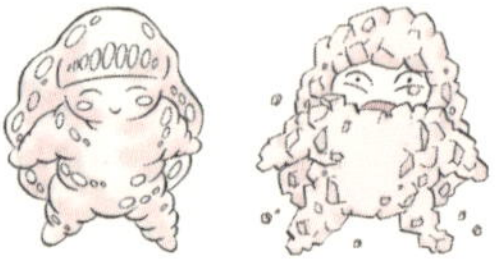

おりもの

快眠と快食こそ究極のちつケア

「ちつケア」を実践するにあたり、最初に皆さんに覚えておいていただきたいのは、元気な膣でいるための2つのキーワード。それは「快食」と「快眠」です。

「『膣』のことなのに、どうして食事や睡眠の話になるの？」

と思った方がきっといることでしょう。

確かに、「食事や睡眠に気をつける」というのは、「私たちの心と体を健やかに保つ」ためのキーワードとして、よくいわれていることですよね。

でも、思い出してください。

「膣」の状態は、女性ホルモンによってコントロールされています。

そして、女性ホルモンのバランスは、自律神経のバランスや体全体の健康状態とも密接に関係しているのです。

自律神経については、ご存知の方も多いでしょう。

全身にはりめぐらされ、体内のさまざまな器官をコントロールしている神経系です。体を活動的にする「交感神経」と、鎮静させる「副交感神経」があって、その相反する作用がバランスをとることで、全身の均衡が保たれています。

すなわち、自律神経のバランスがとれていることで、全身が健康な状態に保たれるのです。

女性ホルモンは、脳にある「脳下垂体《のうかすいたい》」から放出されるホルモンで支配されています。

一方、自律神経は、脳下垂体に隣接する「視床下部《ししょうかぶ》」という場所でコントロールされているため、互いに密接に関係し合っていると考えられます。

自律神経のバランスは、規則正しい食生活と、快眠、適度な運動によって、よい状態に保たれます。これは、女性ホルモンの働きとも連動します。

自律神経とホルモンバランスが整った健やかな体は、高い免疫力を発揮します。外からの敵をブロックして、全身の健康を守ってくれるからです。

その中には、当然「膣の健康」も含まれています。

美しく健やかな膣を保つ「ちつケア」の基本は、まずよい食事・よい睡眠を心がけ、全身の健康を守ることにあるのです。

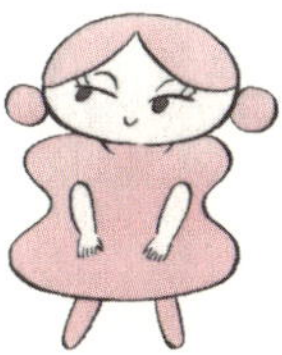

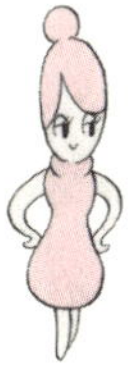

筋トレで、膣周りを中から鍛える

快食・快眠生活で自律神経のバランスをとり、ホルモンバランスを整えることは、全身を健康にして、膣を「体の内側から」美しく健やかな状態に保つためのカギ。もうひとつ、体の中から膣を鍛え、よりよい状態へ導く方法があります。

それは、胴体のもっとも下の部分にある膣を、体の底からしっかり支えるための力を取り戻す、膣周りの筋トレ。「骨盤底筋トレーニング」です。

骨盤底筋とは、骨盤の底にある数種類の筋肉をまとめて呼ぶときの名称です。膣と尿道、肛門の底は、8の字形の骨盤底筋によってしっかりと支えられています。膣や尿道、肛門だけではありません。その上にある膀胱《ぼうこう》、子宮、卵巣ひいては胃腸や腎臓といったすべての内臓を支える大切な筋肉群なのです。

骨盤底筋はふだん、尿道と肛門の出口をキュッと締め付ける働きもしています。

骨盤底筋の力があることで、私たちは排尿や排便を我慢したり、自分の意思で排泄したりすることができます。

また、骨盤底筋には膣を締める働きもあり、セックスのときに男女共に快感を得ることができるのも、骨盤底筋が膣をキュッと締める働きによるものが大きいのです。

そんな大切な骨盤底筋ですが、その筋力は、いくつかの原因で衰えます。

最大の要因は、「妊娠・出産」と「加齢」です。

出産を経験した方の中には、妊娠中や出産後に、頻尿や不意の尿もれに襲われた方がいることでしょう。これは、子宮内で胎児が大きく成長し、出産で膣が極限まで引き伸ばされるために、骨盤底筋が伸びたり、傷ついてしまったりすることによります。

また、骨盤底筋は年齢を重ねることによっても徐々に衰えます。それ以外にも、現代の女性が陥りがちな運動不足や食事制限によるダイエットも、骨盤底筋を弱らせる大きな原因になるのです。

骨盤底筋が衰えると尿道を締める力も弱くなって、くしゃみをしたときや笑ったときなど腹圧がかかったときにも、尿もれや頻尿を起こしやすくなります。さらに骨盤底筋の力が弱まると、本来骨盤の中に収まっている臓器を支えられなくなって、膀胱、子宮、直腸の位置が下がってきたり（骨盤臓器下垂《こつばんぞうきかすい》）、さらに進行すると、膣から臓器が飛び出してしまう（骨盤臓器脱《こつばんぞうきだつ》）ことすらあります。

快適な生活を維持するには、日ごろから膣や内臓を支えている骨盤底筋を鍛える意識を持つことが大切なのです。この本の１４０ページで、骨盤底筋トレーニングの具体的なやり方をご紹介していますので、ぜひトライしてみてください。

膣内は菌だらけ⁉「膣内フローラ」の真実

でこぼこの粘膜に覆われ、たえず分泌されるおりものによって、常に湿った状態にある膣の内側は、腸の内側ともよく似ています。

腸の中に多くの細菌が棲みついている様子を「腸内フローラ」と呼ぶことは知られていますが、実は、膣の中にも腸と同じように「膣内フローラ」があります。

「フローラ」とは、「お花畑」という意味です。

膣や腸の中には、数え切れないほど多様な細菌が棲んでおり、細菌の種類ごとにグループを作っています。その様子が、まるでお花が群生しているように見えることから、「腸内フローラ」「膣内フローラ」と呼ばれるようになりました。

「菌が体内に棲んでいる」というと、なんだか不潔な気がしてショックを受けてしまうかもしれませんが、もともと人間の体は、常に多くの微生物とともに生きています。病気をもたらす病原菌や、増えすぎると体に悪さをする「悪玉菌」が存在する一方で、私たちの体にとって有益なはたらきをしてくれる「善玉菌」もいるのです。

善玉菌と悪玉菌は、私たちの体に常に存在していて、体内で勢力争いをしています。善玉菌が優勢な時は、体はよい状態に保たれます。腸内に棲み、私たちの体に有益な働きをする乳酸菌やビフィズス菌といった善玉菌を「プロバイオティクス」と呼び、ヨーグルトなどで積極的に摂って腸内環境をよくしようという考え方が、いまでは一般的になりました。

膣の中にも、同じように膣内環境をよい状態に保ってくれる「善玉菌」が棲んでいます。先ほどご紹介した「デーデルライン桿菌」がこれにあたります。繰り返しますが、デーデルライン桿菌が優勢なときは、膣内が酸性に保たれ、自浄作用が発揮されて、膣内は健やかな状態に保たれています。

でも、善玉菌であるデーデルライン桿菌の働きが衰えると、どうなるでしょう。

普段はデーデルライン桿菌の力で抑え込まれている悪玉菌が増殖したり、自浄作用の低下によって、体の外から雑菌が入り込んだりします。

さらに厄介なのは「日和見菌《ひよりみきん》」です。

いわゆる「日和見菌」とは、膣内に棲んでいる、善玉菌・悪玉菌のどちらでもない細菌のこと。善玉菌が優勢なときはおとなしくしていて、体にとくに害を与えませんが、善玉菌の勢いが衰えると、とたんに体に悪さをするようになります。

膣のかゆみやおりものの異常といった気になる症状が出てきた場合は、膣内の「善玉菌」の活動が低下し、「悪玉菌」「日和見菌」が悪影響を与えていることが考えられます。

いい菌が「悪い菌」に変わる理由

腟内に棲む「日和見菌」の代表的なものが「カンジダ菌」。真菌（カビ）の一種で、誰の体にもいる常在菌です。腟だけでなく皮膚や腸内にも棲みついています。

腟内環境がよい状態であれば、カンジダ菌はおとなしくしていて、特に体に害を与えることはありません。

ところが、ホルモンバランスの乱れや、生活習慣の変化・ストレスなどによって免疫力が低下したり、体のどこかの炎症を抑えるために抗生剤を服用したり、過剰に性器を洗いすぎたりすることなどで、腟内フローラのバランスが崩れると、カンジダ菌が腟内で異常増殖します。すると「腟カンジダ症」という病気を発症してしまうのです。

膣カンジダ症になると、2つの典型的な症状が出ます。
外陰部と膣のかゆみ、そしてヨーグルトやカッテージチーズのような白濁した多量のおりものです。膣カンジダ症のかゆみはかなり強く、かゆみがひどくなると痛みとして感じることもあります。また、セックスの際にも痛みを伴うようになります。

膣カンジダ症の原因となるカンジダ菌は、「日和見菌」であるため、体調や免疫力が回復し、膣内環境が改善すると、数日〜1週間程度で自然に治るケースもよくあります。

しかし、カンジダ菌自体は膣内に常在している菌なので、何らかの原因で体調を崩すと、また膣カンジダ症が再発してしまう可能性もあります。

膣カンジダ症は、かゆみやおりものの変化などで異常を自覚しても、そのうちに症状が治まり、婦人科を受診せず、何度も再発を繰り返す例が多いのです。

膣に不快な症状をもたらす「膣カンジダ症」。

予防のためには、これからご紹介していく適切なちつケアで、膣内環境をよい状態に保つこと。

そして、もしかかってしまったら、すみやかに婦人科を受診し、医師の診察と治療を受けることが大切です。

体調管理に注意していたのに、膣カンジダ症が再発してしまった……そんな時に頼りになるのが、ドラッグストアなどで手に入る市販の膣カンジダ再発治療薬です。

市販の膣カンジダ再発治療薬には、医療用医薬品と同じ成分である「クロトリマゾール」および「オキシコナゾール硝酸塩《しょうさんえん》」を主成分としたものがあり、「エンペシドL」などが販売されています。

「エンペシドL」は、医師が処方する治療薬と同じ「クロトリマゾール」という抗真《こうしん》菌《きん》成分を配合した錠剤で、外陰部を清潔にしたのち膣内に入れて用います。

膣内に入れると発泡しながら薬剤がすみやかに行き渡り、原因菌の増殖を抑えて、膣カンジダ症を治療してくれます。

しかし、こうした市販薬はあくまでも再発時の治療薬。初めて治療する方は病院で診察を受けることが大切です。

自分の体の症状や状況をきちんと把握し、不調を感じたら早めに対処しましょう。

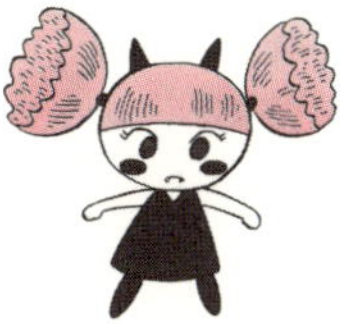

キャンディーダ

Check!

こんなサインに要注意！ カンジダ膣炎かも……

- □ 膣やデリケートエリアに激しいかゆみがある　あるいは、ヒリヒリした感じがする
- □ 膣やデリケートエリアにただれや発疹、灼熱感がある
- □ 白っぽいおりものが増えた
- □ カッテージチーズやヨーグルト状のおりものがある
- □ 排尿時に痛みがある
- □ セックスの後に出血がある。または性交痛がある

温泉でも感染《うつ》る⁉ セックス以外の感染ルート

膣や外陰部の病気には、膣カンジダ症以外にもさまざまな種類があります。

これらは、セックスなど性的な接触によって感染する病気が多いため、膣周りの病気は、「セックスをしていなければ感染しないもの」というイメージをもってしまうかもしれません。

しかし、実際は違います。

先ほども説明したように、膣カンジダ症の原因は、すべての女性の膣内にもともと棲んでいる常在菌の「カンジダ菌」の日和見感染によるもので、セックスの有無に関係なく発症します。

バイエル薬品が行った調査によると、10代～50代の女性の18％が、膣カンジダ症と診断された経験があるそうです。つまり、この年代の女性の約5人に1人が膣カンジダ症にかかる可能性があるということです。

膣カンジダ症の場合、放置しても一旦は症状が治まることが多く、病院を受診せずにやりすごしてしまう人が少なくないことから考えると、実際の罹患率《りかんりつ》はもっと高いと思います。

膣カンジダ症は、セックスとは無関係に発症する病気であることを、ぜひ知っておいてほしいのです。

それ以外にも、セックスの有無に関係なく、外から体内に感染して膣周りに炎症を引き起こす病気があります。

私のクリニックでよく出合うケースは、膣トリコモナス症。

悪臭を伴うおりものや、陰部のかゆみを引き起こす感染症で、主な感染ルートはセックスです。しかし、体力が落ち、免疫機能が低下して、膣の自浄作用が落ちている状況では、温泉や銭湯、プールなどでも感染してしまうことだってあるのです。

そういった状況になると、これ以外にも、さまざまな雑菌が膣を通じて侵入し、膣内や骨盤内に炎症を引き起こすケースがみられます。

「セックスをしていないから、私は膣の病気に感染しない」という思い込みは、大きな間違いです。

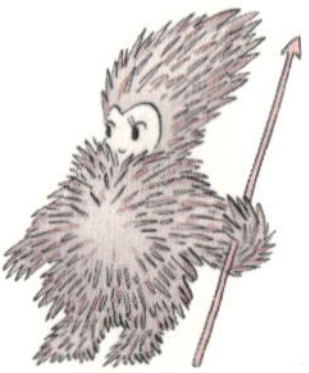

ウイルス

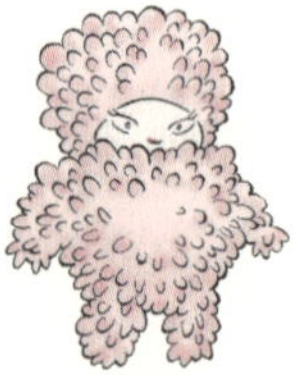

細菌

膣トラブルは放置厳禁！ こんな時は迷わず病院へ

膣に不快な症状をもたらす病気には、これまでにご紹介した膣カンジダ症、膣トリコモナス症以外にも、クラミジア、淋菌感染症、性器ヘルペス、尖圭《せんけい》コンジローマなど、さまざまなものがあります。

これらの症状を、57ページの表にまとめましたので、参考にしてください。

他にも、潜伏期をへて、進行すると脳神経を侵す、恐ろしい性感染症「梅毒《ばいどく》」があります。以前は感染者が少なく、特効薬があるため問題視されていませんでしたが、近年、特に若い女性の感染者が増加傾向にあり、注意が必要です。

膣に感染する病気は、適切な治療を行わずに放置すると、女性の体の構造上、膣から子宮、骨盤内へと感染が進行することがあります。膣の不快症状にとどまらず、気がついたときには骨盤内へ炎症が広がって、発熱や腹痛を伴う骨盤腹膜炎や、子宮外妊娠、不妊症など深刻な事態につながるケースもあります。

感染症の中には自覚症状が現れにくいものもありますが、かゆみや不快感、排尿痛、おりものの異常で、「もしかして？」と感じたら、すぐに婦人科を受診してください。

医師の診察で早めに不快症状の原因がわかれば、適切な治療が受けられます。

また、膣カンジダ症の再発であれば、市販の膣カンジダ再発治療薬を使って、自分で治すことも可能です。

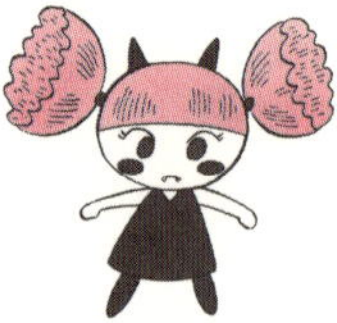

キャンディーダ

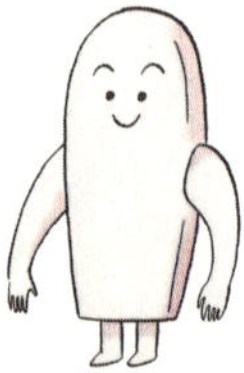

クロトリマゾール

膣トラブルを引き起こす感染症と原因・症状

膣カンジダ症　〔原因〕カンジダ菌

〔おりものの状態〕	〔おもな症状〕	〔原因〕
白色、カッテージチーズ状、ヨーグルト状	陰部の強いかゆみ、白濁した大量のおりもの	薬剤（抗生剤等）、風邪、疲労、ストレス、妊娠などによる免疫力低下

膣トリコモナス症　〔原因〕トリコモナス原虫

〔おりものの状態〕	〔おもな症状〕	〔原因〕
黄色、黄緑色、泡状	においの強いおりもの、排尿時・性交時のかゆみ、灼熱感	性交渉が多いが、入浴施設などで感染することもあり

性器クラミジア感染症　〔原因〕クラミジア・トラコマチス菌

〔おりものの状態〕	〔おもな症状〕	〔原因〕
無症状、水っぽい	自覚症状が乏しい。気づかないうちに子宮頸管炎、骨盤内感染症などを起こし、不妊症の原因になることも	性交渉

淋菌感染症　〔原因〕淋菌

〔おりものの状態〕	〔おもな症状〕	〔原因〕
黄緑色、膿性	自覚症状が乏しい。気づかないうちに骨盤内炎症、子宮外妊娠、不妊症を引き起こすことも	性交渉

性器ヘルペス　〔原因〕ヘルペスウイルス

〔おりものの状態〕	〔おもな症状〕	〔原因〕
—	陰部周辺に痛みを伴う水泡・潰瘍ができる。排尿時の痛み。疲労やストレスで再発することもあり	性交渉など

尖圭コンジローマ　〔原因〕ヒトパピローマウイルス

〔おりものの状態〕	〔おもな症状〕	〔原因〕
—	陰部とその周辺にイボができる。ほとんど無症状だが、かゆみが出ることも	性交渉が多いが、入浴施設などで感染することもあり

Q1

「性交痛があるので、セックスをすることに不安があるのですが…。」

A

性交痛には、緊張など精神的な要因で痛みを感じるケースと、炎症など病的な状態や閉経後、女性ホルモンの低下による腟の萎縮など、腟内環境の変化によるケースがあります。

痛みが続く場合、病気の可能性もありますので、一人で我慢せず、産婦人科医に相談することをお勧めします。閉経による不快症状の改善には、従来は潤滑ゼリーや女性ホルモンの投与しかありませんでした。しかし最近では、腟と外陰部に炭酸ガスフラクショナルレーザーを照射することで粘膜を活性化させ、ふっくらと若返らせることができるようになりました。頻尿や尿もれなどにも効果があり、今後はホルモン剤が使えなかった乳がんや子宮体がん治療後の方や、HRT（ホルモン補充療法）との併用も可能になり、腟外陰レーザー治療はますます注目されています。

Chapter 2

「ちつケア」があなたを美と健康に導く

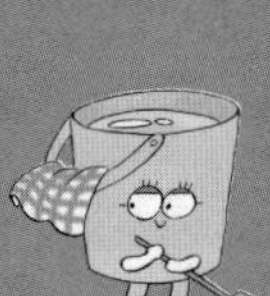

女性ホルモンってどんなもの？

女性ホルモンには、エストロゲン（卵胞ホルモン）とプロゲステロン（黄体ホルモン）の2つがあります。

この2つのホルモンは脳からの指令で、卵巣から分泌されます。ストレスやダイエットで、月経不順になることはよく聞きますよね。それは女性ホルモンが影響しているからなのです。

このエストロゲンとプロゲステロンがそれぞれのバランスを保ち、正常に働くことによって、女性の心と体はコントロールされています。

2つのホルモンの役割を簡単にいうと、エストロゲンは女性らしさを作るためのホルモン、プロゲステロンは妊娠を助けるためのホルモンです。

エストロゲンの主な働きは、女性らしい丸みをおびた体を作り、受精卵の着床を助けるために、子宮のベッドである内膜を厚くすることです。

また、自律神経を整えたり、骨や皮膚、粘膜、関節、筋肉、脳などの働きにも大きく関わっているといわれています。

女性の肌や髪がツヤツヤで美しいのは、このエストロゲンのおかげなんですね。


これに対して、プロゲステロンは、女性の体が妊娠しやすいように、子宮内の環境を整える働きがあります。

受精卵が着床すると、赤ちゃんを育てる準備をするために乳腺を発達させ、妊娠を持続させます。また、体内の水分を保持し、食欲を増進させる働きもあります。


エストロゲンは、月経の終わりごろから排卵前にかけて多く分泌され、この時期を「卵胞期」と呼びます。基礎体温が低くなり、低温相（低温期）が続きます。この低温相の終わりに、ぐっと体温が下がる時がありますが、これが排卵期です。

エストロゲンが増えると、女性は精神的にも安定し、心身ともに調子のよい毎日を過ごすことができます。肌や髪などにもハリが出て、コンディションがよくなるのです。

つまり、月経が終了してから排卵までの約1週間が、もっとも元気に過ごせる期間だともいえます。

一方、プロゲステロンは、排卵のあとから次の月経がくるまでの間に多く分泌され、この時期は「黄体期」と呼ばれます。基礎体温が高くなり、高温相（高温期）が続きます。

プロゲステロンが増えると、イライラしたり不機嫌になったりすることもあります。肌の調子も悪くなり、吹き出物などのトラブルが起こりやすくなるのもこの時期です。人によっては、腰痛や頭痛、便秘、むくみ、などの不快な症状が出ることもあるでしょう。

これは月経前症候群、通称PMSと呼ばれるものです。約8割の女性が経験するといわれ、排卵があった（＝妊娠できる）女性にしか起こりません。

病気というわけではありませんが、つらいと感じたり、日常生活に影響を及ぼしたり、周りの方に迷惑をかけたりする場合は、漢方やホルモン療法などで治療することもできます。

またPMSは、他にもセロトニンやGABAという神経伝達物質とも連動し、うつと関連していることもわかっています。

このように、プロゲステロンはやっかいなもののように思えるかもしれません。しかし、プロゲステロンは、女性が健康な妊娠・出産を行うために必要不可欠なホルモンです。うまくバランスを取り、上手につき合うことが大切です。

また、エストロゲンが暴走してしまうと、月経異常や不正出血、子宮体がんや子宮内膜がん、乳がんのリスクも上がります。

女性の体の周期

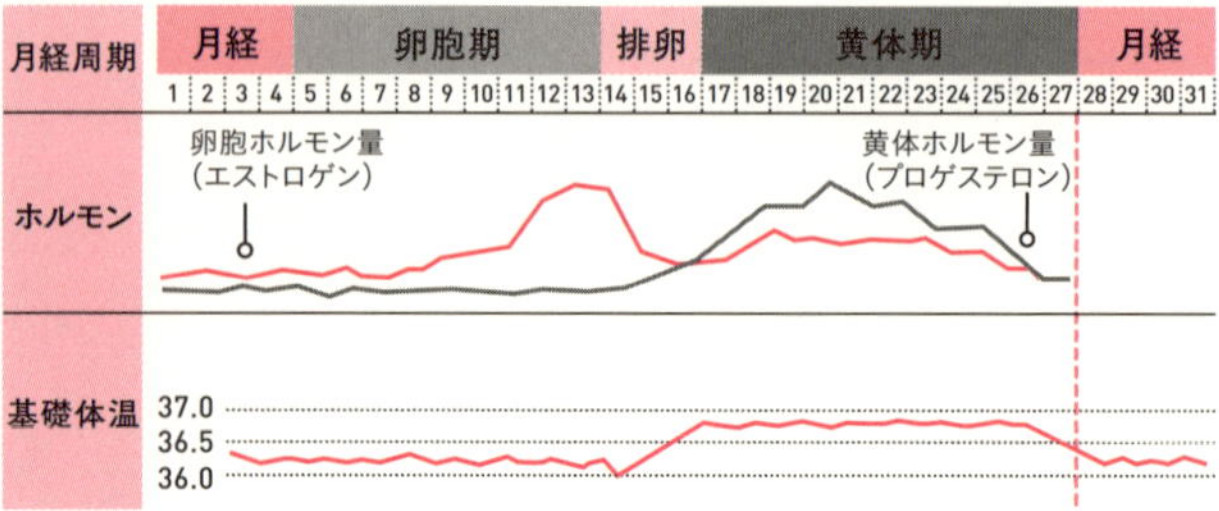

女性の体は月経の周期とともに微妙に変化を繰り返している。こうした変化は、閉経するまで続く

エストロゲンがアクセルだとしたら、プロゲステロンはブレーキの役割をしています。この二つの女性ホルモンのバランスを上手に保つことが最も大切です。

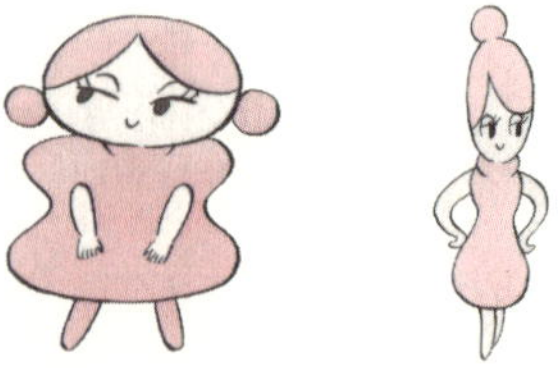

エストロゲン　イソフラボン

健康できれいな腟を保つ方法

2つの女性ホルモンのうち、エストロゲンは腟を健康で若々しく、きれいな状態に保つ大切な働きをしてくれます。

先ほどもお話ししましたが、腟の粘膜には、デーデルライン桿菌（乳酸桿菌）という強い味方がいます。

この菌が常に腟内を酸性状態に保ち、雑菌やカビなどが中で繁殖するのを防いでいます。そのため、たとえさまざまな雑菌が腟内に侵入しても、おりものとして排除し、腟内をしっかりと守ってくれるのです。

エストロゲンは、このデーデルライン桿菌の栄養源となるグリコーゲンの分泌を促します。

また、膣粘膜細胞の増殖を促進する働きもあるので、みずみずしく若々しい膣を保つ力があるのです。

しかし、女性ホルモンのバランスが悪くなり、エストロゲンが減少すると、膣の中は酸性状態を保てなくなります。その結果、膣内で雑菌やカビなどが増殖し、さまざまなトラブルを引き起こしてしまいます。

健康な女性の膣内は、大体pH3・8〜4・5くらいで保たれています。

意外に思われるかもしれませんが、膣やデリケートエリアを清潔にしようとして、洗いすぎるのも実は逆効果になります。

市販の石けんやボディソープなどは、アルカリ性で刺激の強い成分が含まれていることが多いので、使いすぎると、膣内のデーデルライン桿菌も洗い流してしまうことがあるのです。

女性の体におけるpHのバランス

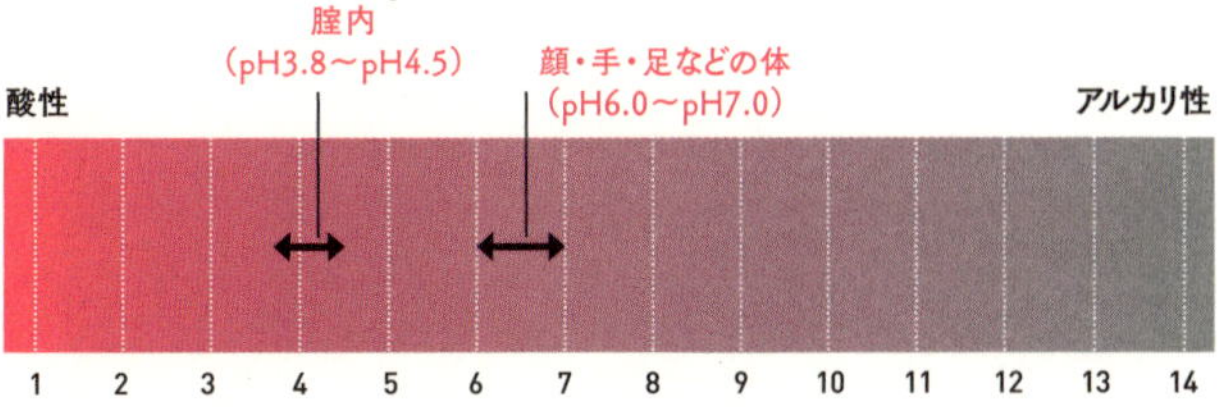

デリケートエリアは、体の他の部分よりも酸性に保たれている。しかし、アルカリ性の強い石けんなどで洗いすぎたり、加齢により女性ホルモンが減少したりするとアルカリ性に傾き、雑菌が繁殖しやすくなる

海外の女性たちの間では、膣やデリケートエリア専用の石けんや美容液、オイルなどを使うことが当たり前となっています。

デリケートエリアや膣の正しい洗い方については、第4章で詳しく述べていますので、ぜひ参考にしてみてください。

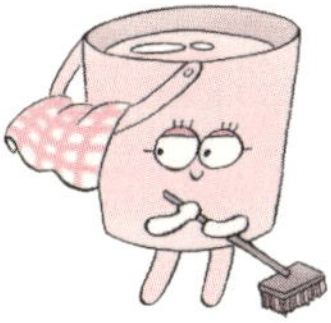

デーデルライン桿菌

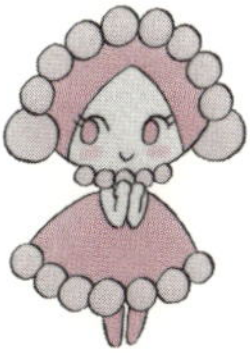

乳酸菌

膣は放っておくと劣化する

女性ホルモンのバランスは、年齢を重ねるごとに変化していきます。

個人差はありますが、エストロゲンがもっともよく分泌されるのは10代後半〜40代前半くらいまでといわれています。しかし実際は35歳を過ぎるころから、徐々に減少していきます。

エストロゲンにはコラーゲンを作る細胞を活性化する働きもあるので、加齢によってその分泌が少なくなると、いきいきとした肌や髪の美しさは失われ、シワや白髪などが目立つようになってきます。

また、エストロゲンは骨の形成も促します。更年期を過ぎると骨が弱くなり、骨粗しょう症になるのはそのためです。

このエストロゲンの減少は、膣にも作用をもたらします。更年期を過ぎると、膣粘膜の厚みが減少し、ひだも薄くなって、腟は萎縮します。

同時に、腟粘膜細胞も減っていくので、腟内の潤いがなくなり、乾きやすくなっていきます。

歳を重ねるごとに、女性器は濡れにくくなるといいますが、これにはエストロゲンの減少が密接に関わっています。

閉経後にセックスで痛みを感じる女性が多くなるのは、腟が萎縮し、腟内が乾きやすく潤いがなくなってしまうからなのです。実際に60代前半の女性の約9割は、セックスで痛みを感じているというデータもあります。

ホルモンバランスの変化と不調の関係

- 腟内の潤いの減少
- 性交時の痛み
- 排尿障害
- デリケートエリアのヒリヒリ、ただれ
- おりものの変化

腟内に起こる変化

腟内が酸性からアルカリ性へ
↓
自浄作用低下
↓
雑菌繁殖
↓
腟炎などの発症

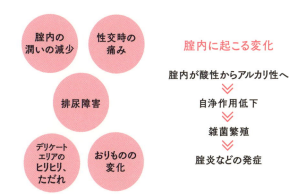

さらに、エストロゲンが少なくなると、デーデルライン桿菌のエサとなるグリコーゲンの分泌も減るため、この善玉菌も減ってしまいます。

すると、膣内は酸性状態を保つことができず、アルカリ性へ変化していきます。

その結果、自浄作用が低下して雑菌が繁殖しやすくなるだけでなく、尿も膣内に入りやすくなるため、おりものが嫌なにおいになったり、ひりひりしたり、ただれたりすることもあります。それがひどくなると、膣炎や尿路感染症などを起こしてしまうのです。

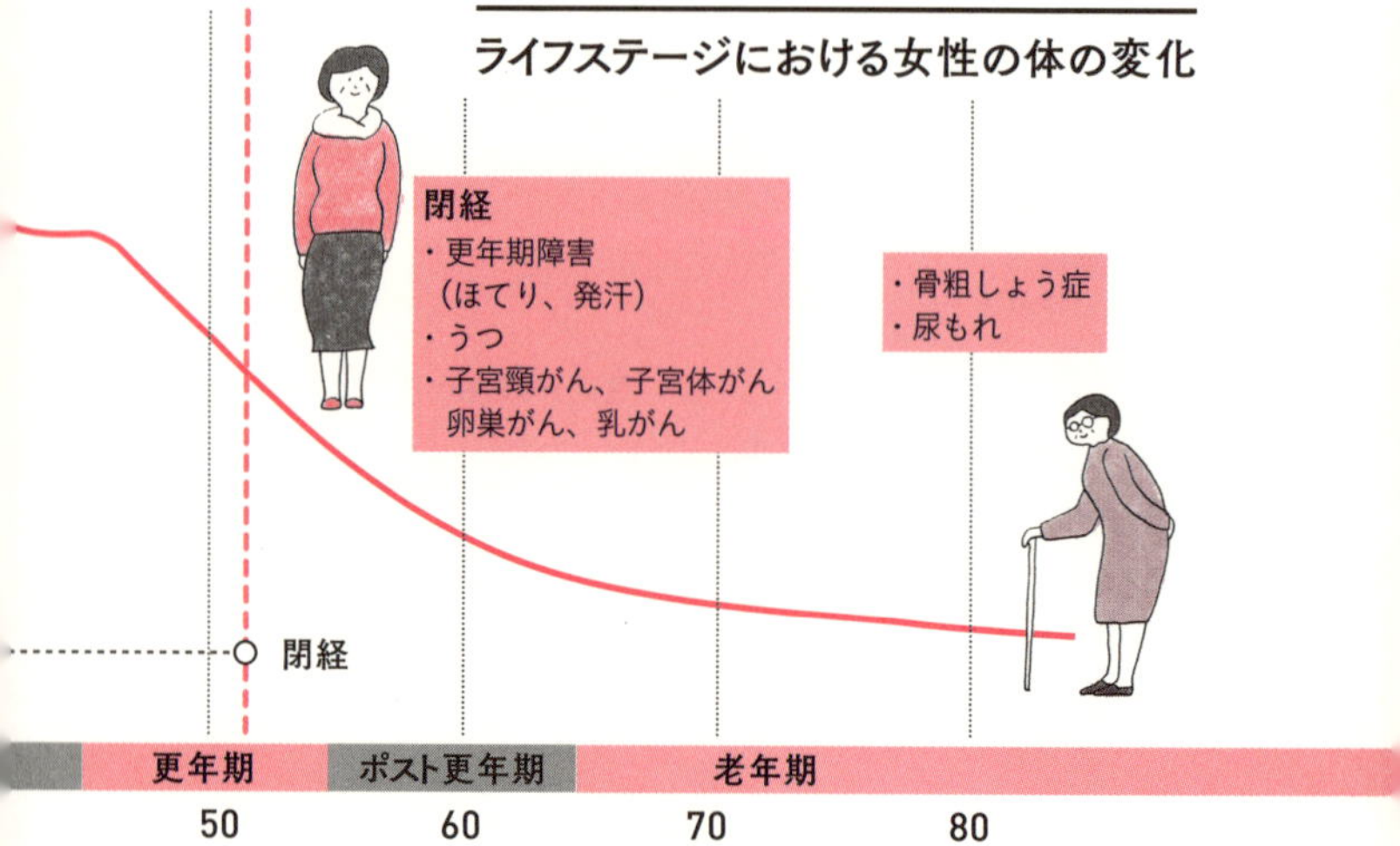

ライフステージにおける女性の体の変化
閉経
・更年期障害
（ほてり、発汗）
・うつ
・子宮頸がん、子宮体がん
卵巣がん、乳がん
・骨粗しょう症
・尿もれ
閉経
更年期
ポスト更年期
老年期
50
60
70
80

さらに、エストロゲンの減少は、更年期障害として、さまざまな症状を引き起こすこともあります。

ホットフラッシュ、めまい、のぼせ、不眠、冷え、頭痛、肩こりなどがよく知られていますが、その影響は心にも及ぶことがあります。

精神的に不安定になったり、うつ状態になることも。よくあるのは、もの忘れがひどく、人の名前など固有名詞がでてこなくなることなどです。

全てではありませんが、認知症やアルツ

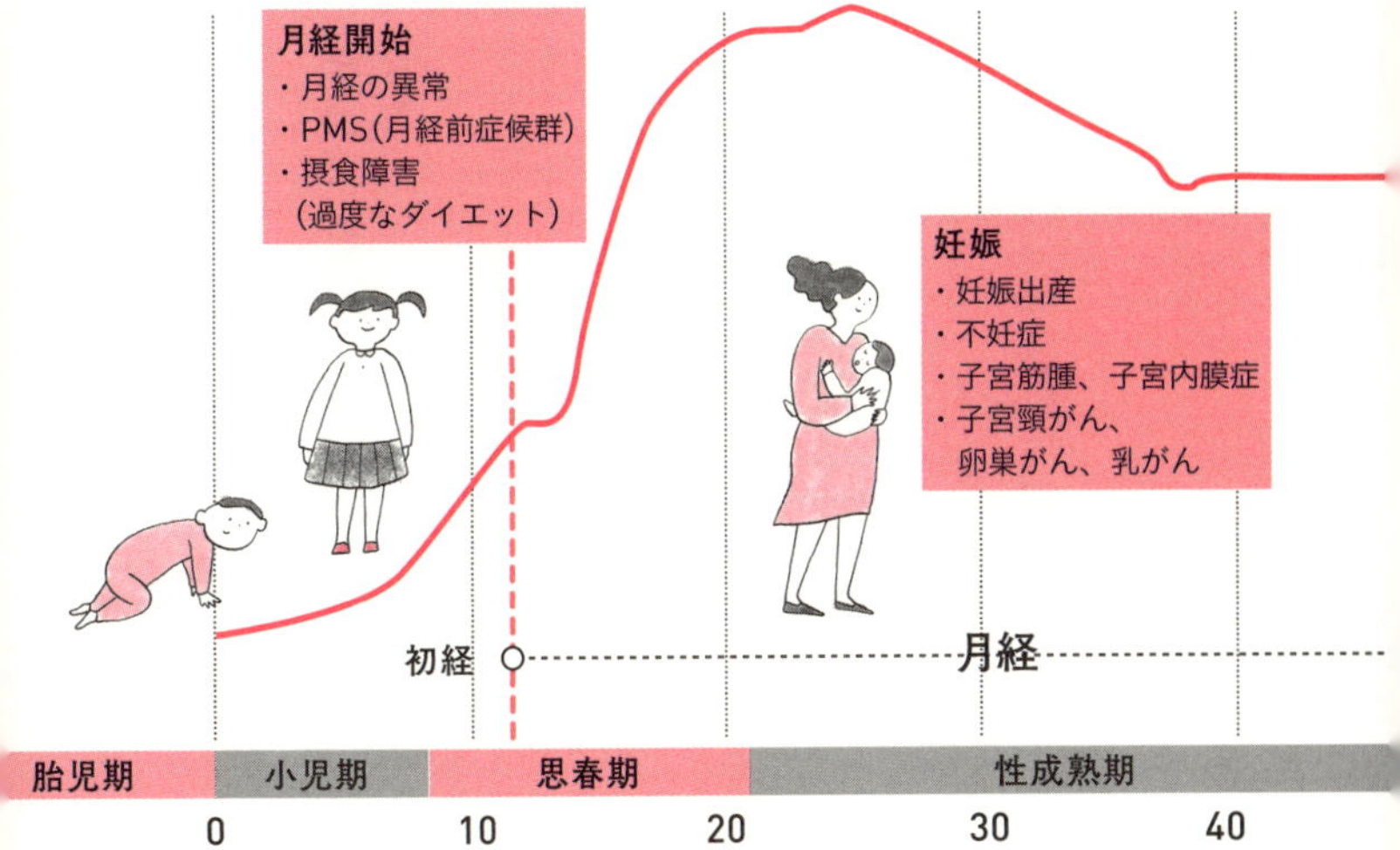
月経開始
・月経の異常
・PMS（月経前症候群）
・摂食障害
（過度なダイエット）
妊娠
・妊娠出産
・不妊症
・子宮筋腫、子宮内膜症
・子宮頸がん、
卵巣がん、乳がん
初経
月経
胎児期
小児期
思春期
性成熟期
0
10
20
30
40

ハイマー病と女性ホルモンとの関係も指摘されています。

ここまでは、主に40代後半を過ぎ、加齢によってエストロゲンが減少した結果、起こりうるさまざまな症状について説明してきました。

もしかしたら、「私にはまだまったく関係のないこと」と思っていませんか?

実は、それは間違いです。これは更年期以降の女性に限った話ではありません。たとえ20代の女性でも、女性ホルモンのバランスが乱れると、同じ症状が起こってもおかしくはないのです。

女性ホルモンのバランスが崩れ、エストロゲンが減少すると、あなたの肌や髪の美しさが失われるだけでなく、膣の自浄作用が低下して、膣炎や感染症にかかりやすくなります。

最近、ダイエットによる若い女性の「やせ」が顕著になっています。

妊娠・出産が可能な年齢の時期に体重減少が著しいと、月経は止まり、無月経になります。「生理がない方がラク」とか「今はセックスする相手がいないから」という理由でそのまま放置すると、月経が自然に起こらなくなり、将来不妊症につながる可能性もあります。そして、膣はどんどん劣化していきます。

このようなことから、女性ホルモンのバランスを整えることは、あなたが考えているより、はるかに重要なことなのです。

では、どうすれば女性ホルモンのバランスを整え、美しく健康で、ハリのある生活を送ることができるのでしょうか？

それについて話す前に、そもそも「膣」が女性にとってどんな存在であるかについて、考えてみることにしましょう。

「膣」は子宮につながる女性のコアとなる要《かなめ》の存在

膣は外から見えないし、セックスなどのイメージもあって、なんとなく気恥ずかしい。だから、あまり意識しないようにしているという方が多いのではないでしょうか。

もしそうなら、あらためて膣を意識してほしいと思います。

膣は女性の体にとってコアとなる、いわば要《かなめ》の存在です。

男性の象徴がペニスなら、女性の象徴は胸ともいわれていますが、子どもを宿す子宮につながる膣は体の中心に位置している大切な部分であり、女性として誇るべき器官なのです。

昔からよく「子宮はお宮（神社）」「膣は参道」にたとえられます。子宮はひとつの小宇宙であり、そこで大切に育《はぐく》まれた命が、膣という参道（産道）を通ってこの世に生まれてくるという考えによるものです。

つまり、子宮や膣はそれほど神聖なところであり、女性は体の中心に小宇宙を持っているといっても過言ではないのです。

ですから、膣を自分の要と位置づけ、愛情を持っていたわってあげてください。

また、日本では膣の話題を含め、性に関することをタブー視する風潮が根強いですが、私はそうは思いません。

膣のアンチエイジングの方法のひとつとして、セックスやマスターベーションなどもあげられるかもしれません。

日本は世界一セックスの回数が少ない国であるという統計が出ています。なんと、調査対象国の中で堂々の最下位なのです。

ちなみに、セックス回数の多い国は、1位がギリシャで、2位がブラジルです。ギリシャの人がおよそ2日に1回セックスをするのに対して、日本はだいたい1週間に1回の割合といいます。

また、セックスレス（何の理由もなく1ヵ月以上性交がないこと）の割合も、2016年の調査で47・2％という結果からも、世界的にみても非常に少ないことがわかります（日本家族計画協会「男女の生活と意識に関する調査（2016）」参照）。

セックスは単に、ペニスを挿入することが重要なのではありません。

相手の体に触れ、抱き合うだけでも、精神的な満足感を得ることができます。それだけで心身ともに充実し、女性としての自信も高まっていくことでしょう。

もし、性交痛がある場合は、まずローションなど「潤滑剤」を使ってトライしてみましょう。そういうことをパートナーにも伝え、協力をしてもらうことが大切です。

お互いを思いやる最高のコミュニケーションがセックスなのですから。

また、マスターベーションで膣の状態を確認することも、ちつケアのひとつです。マスターベーションは「ひとりエッチ」ともいわれますが、恥ずかしいことでもいやらしいことでもありません。自分の体に関心を持ち、いつまでも美しく健康でいるために、とても大事なことなのです。

私のクリニックには、70歳で膣外陰レーザー治療（モナリザタッチ®）をして、しばらくぶりのセックスで、見違えるほど若々しくなった患者さんがいました。

セックスレスだった夫婦が結婚記念日に素敵なホテルに宿泊し、その日をきっかけに夫婦仲が深まったという例もありました。

膣を大切にすることは、まさに体の中からパワーを得ることでもあり、あなたの女子力を高めることにつながるのです。

ちつケアで心も体も美しくなる

肌や髪がツヤツヤして、姿勢がよく全身にハリがある女性は、膣の中も健康なことが多いように感じます。

膣を美しくするために、もっとも重要なのがちつケアです。

あなたが毎日を元気で明るく過ごすために、ちつケアはとても力強い味方になってくれます。

正しいちつケアを行い、体のコンディションがよくなれば、あなたは自分をどんどん好きになることができるのです。

たとえば寝不足の日が続いたり、仕事が忙しくて疲れがたまったりしているときに、おりものシートやナプキンを長時間使っていると、デリケートエリアにかゆみや不快感を覚えてしまうことがあります。

そしてつい、周りに対してきつい口調になっていたり、集中力を欠いて仕事でミスをしてしまったり……。

デリケートエリアや膣トラブルで起こるさまざまな不快症状は、あなたから明るさや優しさを奪い取ってしまいます。

特に、自分でもトラブルの原因に気づかずにいると、表情も暗くなり、気持ちが落ち込んでしまうこともあるかもしれません。

もしかしたら、女性はこんな些細なことぐらい我慢しないと……と思っていませんか？

デリケートエリアや膣のトラブルを口にすることは恥ずかしいから、我慢しているという方も多いかもしれません。

でも、不快な症状を抱えこむ必要はないのです。

たとえば、いつもおりもののチェックをまめに行う。こんな習慣が、あなた自身を守る大切なステップとなります。

自らのコンディションに気を配り、大事にしてあげること。それがちつケアの一番の基本なのです。

女性ホルモンの乱れによって起こる多くの症状は、現在、効果的な治療法や対処療法が明らかになっています。

たとえば、避妊や月経困難症治療薬であるＯＣ（低用量ピル）やＬＥＰ（低用量エストロゲン・プロゲステロン配合薬）、ＨＲＴ（ホルモン補充療法）は女性ホルモンを安定させ、腟トラブルを防ぐ治療法のひとつでもあります。

腟の萎縮による不快症状には、エストロゲン含有の腟坐薬や、安全性の高い、炭酸ガスフラクショナルレーザーも効果を発揮します。

腟外陰のレーザー治療（モナリザタッチ®）は、炭酸ガスフラクショナルレーザーを照射し、ホルモン剤を使わず、腟粘膜を活性化させることができます。短時間の施術で痛みもなく、腟のゆるみや乾燥、かゆみやにおいなどの不快症状、尿もれや頻尿などの排尿障害も改善できます。

もちろん、女性ホルモンのバランスを整え、腟を健康な状態に保つためには、食生活や睡眠、運動など生活習慣の改善が基本となります。

自分の体調や年齢、状況に応じて、自分に合ったちつケアを行うようにしましょう。

そして、「いつもと違う」「おかしい」と感じたら、自己判断せず、すぐに病院や薬局に行って、医師や薬剤師に相談してみてください。

できれば、かかりつけの産婦人科ドクターを見つけてください。そして、いつもご自身の腟内環境を健康に保ち、ホルモンバランスを整えるためのアドバイスを受けてください。

もうひとつ、「隠れた病気を見つけてもらえる」ということも、かかりつけの婦人科医を持っておくメリットです。

その筆頭が、子宮頸がん。これは、子宮の入り口である「子宮頸部」に発生するがんのことで、20歳代後半から40歳前後までの女性に発症することが多いとされています。

最近、日本では子宮頸がんが特に若年層で増えています。

子宮頸がんは、初期のころはまったく自覚症状がありません。そのため、見過ごされてしまうことが多いのです。

原因のほとんどがヒトパピローマウイルス（HPV）感染といわれ、ハイリスク型のHPV（16・18型）感染を未然に防ぐワクチンがあります。

子宮頸がんは、早期に発見すれば比較的治療しやすく、予後も良いとされています。

しかしその反面、進行すると治療が困難になるというデータもあります。

こうした子宮頸がんを初期のうちに見つけるためにも、定期的に婦人科で検診を受け、日ごろから健康状態をチェックしてもらうことがとても大切。

ぜひ、いつでも気軽に相談できるかかりつけ医を持つようにしましょう。

膣外陰レーザー治療（モナリザタッチ®）による膣粘膜上皮の変化

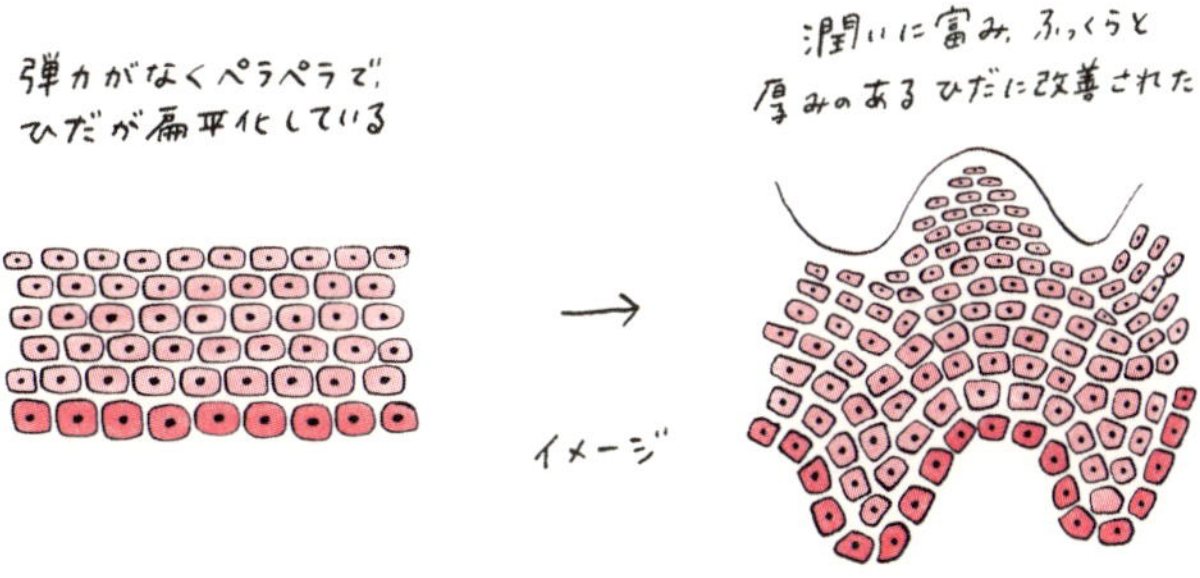
弾力がなくペラペラで
ひだが扁平化している
→
イメージ
潤いに富み、ふっくらと
厚みのあるひだに改善された

Q2.

「外陰部の周りがかゆいので、市販の外陰部用かゆみ止め軟膏を使っているのですが、なかなか治りません。」

A

私のクリニックでも、同じ訴えのある患者さんがよく訪れます。

市販されている外陰部のかゆみ止め軟膏は、症状をすみやかに鎮めるための抗炎症成分が配合されていて即効性があり、下着やナプキンなどの摩擦やムレなどによる一時的なかゆみを鎮めたいときには、とても有効です。

しかし、長期間使い続けてしまうと、皮膚が敏感になり、かえって不快感が長引いてしまうこともあります。手軽に購入できる市販薬だからこそ、用法・用量を守って正しく使いましょう。

かゆみが長引いたり繰り返す場合、膣カンジダ症など菌が原因となっている疾患の可能性があります。これは、かゆみ止め軟膏だけでは完全に治療はできません。再発時には治療用市販薬である膣錠があります（P50参照）。それでも症状が改善されない場合、他の疾患の可能性もあるので病院を受診するようにしましょう。

Chapter 3

「ちつケア」でライフイベントをハッピーに迎えよう！

膣は女性のライフイベントとつながっている

膣は女性のライフイベントである月経、妊娠、出産、閉経とつながっています。まさに膣を中心に、人生が展開していくともいえます。

女性は思春期になると、初潮を迎えます。学校では保健体育の授業で言葉を知る機会はありますが、初潮を経験して初めて、自分自身の「膣」の場所や役割を知ることになるでしょう。

そして、そこから約40年間にわたり、４５０〜５００回くらいの月経と付き合っていくことになるのです。

月経は排卵により起こるものですが、その排卵や卵子について、ここで一度ご説明しておきます。

女性は、卵巣内に卵子の元となる原子卵胞を持って生まれてきます。思春期になると、原子卵胞の中から毎月1000個くらいの卵子が成長していきます。その中で最も状態の良い卵子が排卵するのです。

女性の持つ卵子の数が加齢に伴い減少していくという話は、聞いたことがあるかもしれませんが、その数のピークは、実はお母さんのお腹の中にいるときです。ちょうど妊娠6ヵ月の段階では、約600～800万個もの卵子を持っています。

それが、出生時には200万個に減り、思春期になると20～30万個くらいまで減少します。20～30代では10～15万個くらいに、37～38歳ごろを境に一気に激減します。

40代に入ると、残っている卵子の数はさらに減り、質の良い卵子はほとんどなくなります。そして、閉経を迎えるとその数はゼロになるのです。

このように、卵子は一生涯、増えることはないのです。

卵子の数の推移

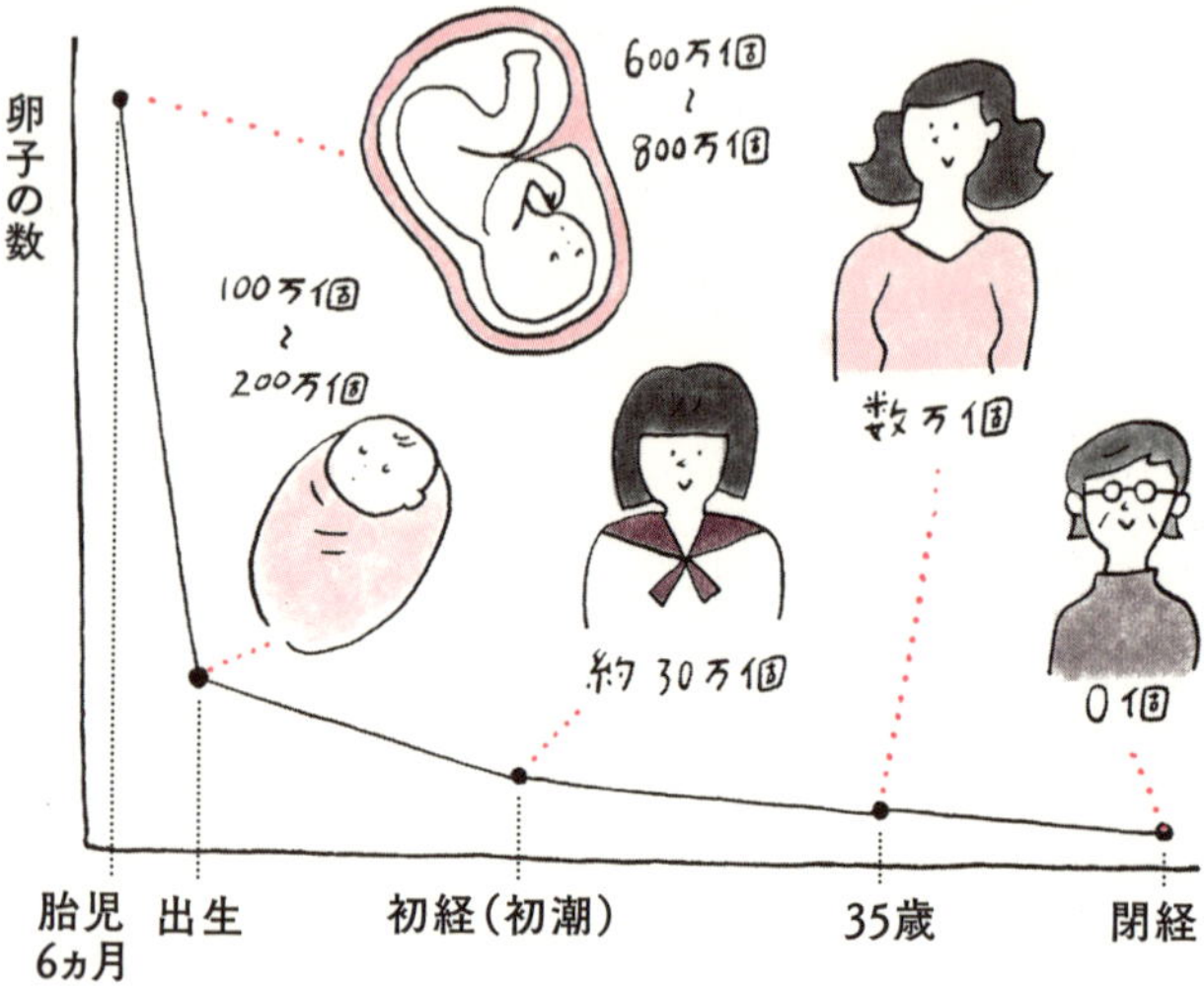

卵子は加齢とともにどんどん減少していく。現在の年齢から、卵子のおよその数を計算することができる

タバコを吸ったり、無理なダイエットをしたりすると、卵子の減少スピードは速まります。つまり、早く「老ける」ということです。
そして、妊娠・出産ができる期間にはタイムリミットがあり、「旬」があるのです。

結婚する・しない、子どもをつくる・つくらないは、個人の自由です。他人から指図される必要はありません。しかし、もし「子どもが欲しい」と思ったとき、すぐに妊娠・出産ができるように、日ごろから自分の体をケアしておくことが大切です。

また、排卵を含む月経・妊娠・出産のプロセスを支えているのが、第1章でもご説明しました女性ホルモンの、エストロゲンとプロゲステロンです。

出産適齢期といわれる20〜30代を過ぎ、40代前後になると、女性ホルモンの分泌量は少しずつ減少し始めます。
個人差はありますが、40代半ばごろから女性ホルモンの分泌は少なくなります。

そして、「更年期」とは45～55歳くらいの時期をいいますが、このころになると多くの女性が月経不順になり、やがて閉経を迎えます。「閉経」とは、一年間月経がない状態のことであり、平均年齢は50・5歳。実際、45～55歳の間で9割の女性が閉経に至ります。

更年期を過ぎると、膣の中でも変化が起こります。膣や外陰部の粘膜が薄くなり、萎縮が始まります。膣内の自浄作用も弱くなり、おりもののにおいやかゆみ、乾燥などの不快感、性交痛、頻尿や尿もれなども起こりやすくなります。

更年期障害が起こったり、精神的に不安定になったりするのも、この時期といえるでしょう。

「閉経」という字から、女性としての人生が閉じてしまうのではないかと思いがちですが、実はそうではありません。

特に日本は世界に誇る長寿国であり、医療の進歩や衛生環境の改善によって、いまや「人生100年時代」を迎えようとしています。

たとえば、あなたが50歳で閉経したとしても、人生の半分くらいの折り返し地点。これからの女性は、閉経後の人生の方が、長くなっていくわけです。

これには大きな問題があります。

閉経を迎え、それまで女性の体を守ってくれていた女性ホルモンがほとんどなくなってしまってからも、いかに健康で美しく生き続けるかを、真剣に考えなければならないからです。

長い人生をできる限り健康な状態で過ごしていくためにも、早いうちから更年期や閉経後を見据え、自分の将来のライフスタイルについて、関心を持っておくことが大切だといえるでしょう。

妊活にも必須！　ちつケアが妊娠力を高める

女性の人生における最大のライフイベントは、やはり妊娠、出産といえるかもしれません。

妊娠を考えている方は特に、食生活や睡眠、運動など生活習慣を整え、規則正しい生活をして女性ホルモンの分泌を促すことが重要です。

同時に、膣内や膣周りをケアし、トラブルのない健康な状態を保つことが大切です。また、先ほども述べた通り、月経周期とおりものの形状は密接に関係していますので、日ごろから自分のおりものをチェックし、妊娠しやすい時期を把握しておくことも必要です。

今すぐ妊娠したい、赤ちゃんがほしいと思っていない方でも、いざトライしてみたらなかなかできないという話をよく聞きます。「不妊症」とは、1年間避妊せずに性生活を続けても妊娠しない状態をいいますが、いまや夫婦の5組に1組が何らかの原因で妊娠しづらいといわれる時代。スムーズな妊娠・出産を迎えるためにも、常に自分の体に関心を持ち、きちんと整えておくことが大切です。

また、赤ちゃんがほしいと思ったら、まずしてほしいことはセックスの回数を増やすことです。

特に不妊症のカップルはセックス回数が少ないようです。セックスの回数と妊娠率は相関しているというデータが明らかになっています。

ちつケアで、膣や体のコンディションをしっかりと整えておけば、パートナーとの定期的なセックスにもつながります。そうなれば、妊娠率も上がり、不妊に悩むことも少なくなるはずだと考えています。産みたいときに産める状態をキープするために、心と体の準備をしておきましょう。

赤ちゃんの通り道！ やわらかい膣は安産につながる

妊娠すると女性ホルモンの分泌が増え、膣がやわらかくなって、赤ちゃんの通る道が準備万端になります。

つまり、やわらかくて健康な膣を保つことは、そのまま安産につながっていきます。

また、妊娠中は膣だけでなく、子宮や外陰部、会陰《えいん》などもやわらかくなり、スムーズな出産を迎えられるように準備をします。

会陰とは、外陰部と肛門の間の部分のことで、赤ちゃんが生まれてくるときは、ここが伸びて出口が広がります。

しかし、娩出《べんしゅつ》のときに会陰部が十分に伸びない場合は、切って広げる必要があります。これを「会陰切開《えいんせっかい》」といいます。

会陰切開は胎児の頭が大きくて出産が長引いたり、赤ちゃんやお母さんが苦しくなったりしたときに行われる処置です。

また、赤ちゃんの頭が大きかったり、急激にお産が進行したりして、会陰が裂けてしまう「会陰裂傷《えいんれっしょう》」が起こる場合もあります。

本来、妊娠するとエストロゲンの分泌増加により、会陰部もやわらかく、伸びやすくなります。

しかし、高齢出産や、痩せ方の人など体質にもよりますが、会陰部の伸展性が悪く、硬いままの方も少なくありません。

そんな中、ケア方法のひとつとして話題になっているのが、「会陰マッサージ」です。会陰部分をマッサージすることで、出産前にやわらかくしておく効果が期待できるといわれています。

縫合が必要な会陰裂傷や、会陰切開の必要性が減るという研究結果などもありますので、妊娠中の方は試してみるのもよいかと思います。不安があれば、担当医や助産師に相談してください。

また、適度な運動をして体を動かすことも、膣や陰部、会陰をやわらかくしたり、過度な体重増加を防いだり、体力アップにつながります。

ストレッチ体操やマタニティヨガ、4章で紹介する骨盤底筋トレーニングなど、無理のない範囲で体を動かすようにしましょう。

また、湯船に浸かって体を温めると、リラックスするだけでなく、血行が良くなり、同様の効果も期待できます。

※「会陰マッサージ」はすべての人に効果があるわけではなく、必ずしも出産で生じるトラブルが避けられるものではありません。

会陰マッサージの方法

始めるのに適した時期

妊娠34週ごろからが目安。できれば医師や助産師と相談したうえで、問題がないと診断されてから実施する。

準備するもの

セサミオイル、馬油、ホホバオイル、ココナッツオイル、スウィートアーモンドオイルなど、できるだけ刺激が少ないオイルを選ぶ。使う前にパッチテストなどを行い、自分にあったオイルを見つけるのがベスト。

マッサージの方法

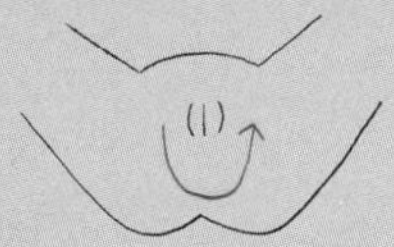

Uの字を描くように！

1 指1〜2本にオイルをつけ、腟内に3〜5cmほど挿入する。腟の内側の壁にそって、Uの字を描くようにマッサージ。時計でいうと、9時から3時の方向に、優しく押して回すようなイメージで。

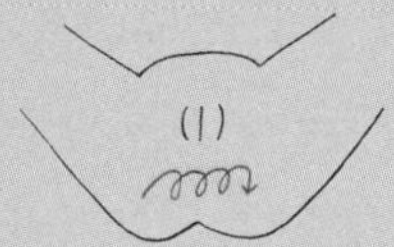

くるくると円を描くように！

2 会陰と肛門の間をマッサージ。くるくると小さな円を描くように、リズミカルに手を動かすのがコツ。
1と2のマッサージを交互に行う。

回数

1回につき5〜10分、週に2〜3回ほど実施する。お風呂上がりに行うと効果的。ただし、マッサージをやればやるほど会陰がやわらかくなるというわけではないので、自分に無理のないペースで行うことが大切。

妊娠中は要注意！ 免疫力の低下が膣トラブルを招く

妊娠中は膣内の分泌物が多くなり、グリコーゲンの量も増えてくるので、デーデルライン桿菌による分解が追い付かず、雑菌やカビに対する免疫力が低下します。これにより、カンジダなどの真菌が膣内に増殖しやすくなるので、注意が必要です。

もし膣やデリケートエリアに不快な症状を感じたら、産婦人科を受診しましょう。

まれなケースですが、膣カンジダ症のまま出産をすると、赤ちゃんの口の中にカンジダ菌が入り、「鵞口瘡《がこうそう》」という病気に感染してしまうことがあります。

赤ちゃんの口内に白いミルクの粉のようなものがつき、なかなか取れないという症状があれば、この病気の可能性が高いといえます。ただ、鵞口瘡自体はさほど危険なものではなく、免疫力が回復すれば自然に治ります。

また、特に妊娠初期は膣内だけでなく、体全体の免疫力も低下しやすくなります。

妊娠中に低下しがちな免疫力をアップさせるためには、規則正しい生活を送るのはもちろんのこと、太陽の光を浴びるよう心がけるほか、バランスのよい食生活と睡眠、体を冷やさないことなどが大切です。

具体的な方法については、4章に詳しく書いていますので、参考にしてください。

産後のケアが老後を決める。締まる体をキープするには？

妊娠すると、女性ホルモンの影響を受けて、女性の体は出産の準備を始めます。そして、骨盤底筋や靭帯《じんたい》は赤ちゃんが大きくなるにつれて、少しずつゆるんでいきます。

骨盤底筋については、第1章でも少しお話ししましたが、これは前方の恥骨《ちこつ》と後方の尾骨《びこつ》との間にあるハンモック状の筋肉群を指します。子宮、膀胱、直腸などの骨盤内臓器を支え、尿道や膣、肛門を引き締める働きもあります。

しかし、妊娠中はこれらの筋肉がゆるんでしまうため、骨盤内臓器が垂れ下がりやすくなります。尿もれなどの症状が起こりやすくなるのも、これが原因です。

欧米諸国では、骨盤底筋の重要性が広く社会にも認知されており、特にフランスでは、骨盤底筋をケアするリハビリ施設が普及しています。産後に骨盤底筋をケアするのは当たり前という意識があり、リハビリ専門の理学療法士や助産師などが産後のお母さんをサポートしてくれるのです。

産後、ゆるんだ筋肉や関節は、4ヵ月程度で回復していきますが、それでも個人差はあります。

何もせずに放置しておくと、のちに尿もれや骨盤臓器脱などのトラブルにつながってしまう可能性も高くなるため、産後にしっかりケアをしておくことが大切です。日本でも、骨盤底筋のケアに対する意識が高まってきており、最近ではトレーニングやエクササイズを積極的に取り入れているクリニックも増えてきました。

出産を終えた女性は骨盤底筋だけでなく、体のさまざまなところにダメージがあるため無理は禁物ですが、かかりつけの産婦人科医や助産師に相談をしながら、早めに対処していくことが将来の健康につながるといえるでしょう。

また、骨盤底筋のゆるみは、出産経験の有無にかかわらず加齢によっても起こります。年を重ねていくと尿もれを経験する女性が増えてきますが、これも骨盤底筋の衰えやゆるみによるところが大きいと考えられます。

骨盤底筋を鍛えることで、尿もれをはじめ、腰痛や便秘の改善にもつながり、ぽっこりお腹を引っ込めるのにも効果があります。

いつも意識して鍛えておくことが大切です。

骨盤底筋のトレーニングは、通勤や通学、家事の合間などに簡単にできるものも多いので、ぜひ第4章を参考に、取り組んでみてください。

ちつケアを大切な人と共有しよう

ここまで、自分の体や「膣」に関心を持ち、ケアすることの大切さをお話ししてきました。

女性としてより良い人生を過ごしていくためには、「膣」に関心を持つこと、そしてきちんとケアをしていくことがなによりも重要なのです。

そこからさらに一歩進むためには、デリケートエリアに関することについて、家族やパートナーと話し合い、共有していくことが大切です。

風邪を引いたり、体に不調を感じたりしたとき、家族や夫婦の間で自然と話をするように、膣周りの違和感などについても、家族やパートナーときちんと話をすることを習慣にしていただきたいと思います。

特に、ご夫婦でお子さんを望まれているような方にとっては、腟に関する話題は二人の問題でもあります。

また、あなたにお子さんがいたり、これから誕生したりする場合には、ぜひお子さんにも、女性の体について話をしてあげてほしいのです。

本書の冒頭で、欧米では思春期になると、母親や医師から性に関する仕組みの説明や、アドバイスを受けることが当たり前になっているというお話をしましたが、日本もこれからは、そういう話が自然にできる世の中に近づいてほしいと思います。

私も中学校や高校で、性や命に関する講演をさせていただく機会があります。

いまは、性に関する情報は、インターネットで簡単に手に入る時代になりました。

ネット上の情報は、真偽のわからないものも多く、単語や言葉だけがひとり歩きして、子どもたちの中で間違った知識が広がってしまうことを非常に危惧しています。

女性として幸せな人生を送っていくためにも、思春期のころから、母親や身近な大人が正しい知識をしっかり伝えてあげることが大切なのです。

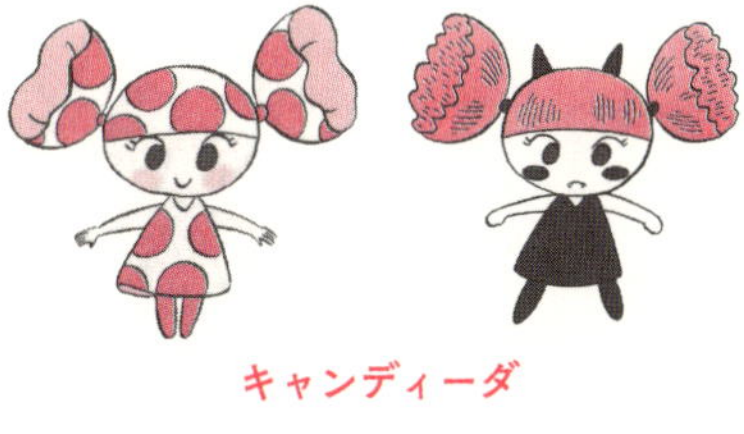

キャンディーダ

Q3

「VIO脱毛は、ちつケアに役立ちますか？」

A

VIO脱毛は、今とても流行していますよね。

VIO脱毛を提供しているクリニックなどでは「性器周辺に毛があると、ムレて雑菌が繁殖する原因になる。VIO脱毛をした方が、デリケートな部位が衛生的になる」とPRしていることもありますが、それは必ずしも正しくはありません。陰毛の有無と、発汗によるムレやかゆみとはあまり関係がなく、脱毛したからといって、必ずしも不快症状が解消するわけではありません。

もともと、私たちの全身にある体毛は、大切な場所を守るためのもの。陰毛があることで、下着との摩擦など物理的な刺激から性器を守ってくれているのです。だからといってそのまま放置するのではなく、適度な長さにカットする程度のケアは行いましょう。VIO脱毛は、おしゃれな下着や水着を着こなすためのものであり、医療効果を期待するものではないと考える方がよいと思います。

Chapter 4

腟をヘルシー&ビューティーに保つとっておきのケア

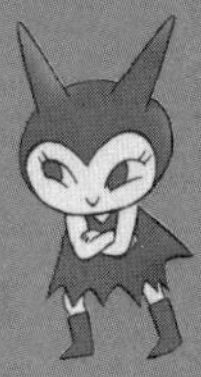

太陽の光で内から自律神経を整える

自律神経を整えるホルモンには、セロトニンやメラトニンなどがあります。

セロトニンは心と体に安らぎを与えるといわれており、別名「幸せホルモン」と呼ばれます。

朝、太陽の光を浴びることで分泌が促され、眠気をすっきりさせてくれます。

また、ウォーキングやジョギングなど、一定のリズムを繰り返す運動でもセロトニンの分泌が活性化。充足感やポジティブな心に深く関係していて、セロトニンの分泌が増えると、ストレスが軽減されるという研究結果もあります。

反対に、セロトニンが不足すると、うつ病や不眠症などに陥りやすくなってしまうといわれています。

太陽の光を浴びてから、12〜15時間ほどたつと、今度はメラトニンが分泌されるようになります。

メラトニンは、別名「睡眠ホルモン」とも呼ばれており、分泌されると、脈拍や体温、血圧などが低下して、脳が眠りにつく準備を始めます。このメラトニンの働きにより、私たちは自然とおだやかな眠りにつくことができるのです。

もし寝つきが悪く、体内時計が乱れているように感じたら、早起きしてゆっくり太陽の光を浴びるようにしてください。そうすれば、セロトニンやメラトニンがしっかり分泌されるようになり、自律神経のバランスが取れた生活を送ることができるでしょう。

この他にも、太陽の光を浴びることは、体に良い影響を与えます。

体が温まり、血行がよくなると、体内の老廃物をきれいに洗い流してくれるようになります。内臓が活発に働けば、消化がよくなり、便通なども改善されます。

さらに、加齢によって失われがちなビタミンDの生成も促されます。ビタミンDは骨粗しょう症の予防や不妊体質の改善、生活習慣病の予防、免疫力アップ、筋肉や筋力の増強などに効果があるとされています。

毎日15分程度は太陽の光を浴びて、体を内から整えましょう。

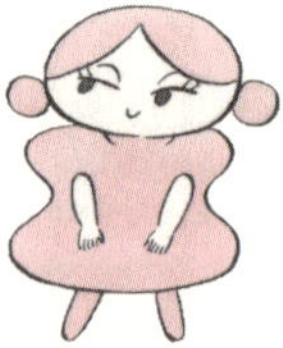

エストロゲン

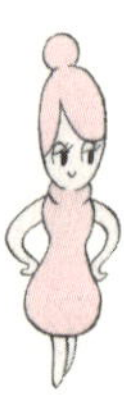

イソフラボン

寝る前のスマホはＮＧ！ 快適な睡眠が美と健康をつくる

快適で質のよい睡眠をとることは、私たちの美容や健康に欠かせません。
しかし、忙しい毎日が続いたり、さまざまなストレスをため込んでしまったりすると、脳は興奮状態になり、なかなか眠りにつくことができなくなってしまいます。

先ほどご説明したとおり、メラトニンは私たちを心地よい眠りにいざなってくれる「睡眠ホルモン」です。しかし、寝る前に強くまぶしい光にふれたり、脳や体が興奮するような激しい運動をしたりすると、メラトニンの分泌が邪魔されてしまいます。

まず心がけてほしいのは、就寝前にパソコンやスマホなどをなるべく見ないようにすること。せっかくベッドに入ったのに、ＳＮＳや友だちからのメッセージなどが気になって、長い時間、スマホの画面とにらめっこしている方も多いのではないでしょうか。

就寝直前に、明るい画面を長時間見続けると、目の網膜から伝わる強い光の刺激によって、メラトニンの分泌が抑制されてしまいます。特にスマホやパソコンなどの電子機器の画面は、ブルーライトという光を放ち、脳を覚醒させてしまうのです。できればブルーライトを遮断するメガネやシールを使いましょう。

質のよい睡眠を得るためには、ベッドに入ってからの数十分がもっとも重要なので、寝る前にスマホやパソコンを見るのはできるだけ避けるようにしましょう。

また、部屋の照明を明るくしたままだと、深く上質な眠りを得ることができなくなります。暗くすると眠れないという人も、豆電球程度の光か、ほの暗い間接照明などに切り替えて、ぐっすり休みましょう。

シャワーだけではダメ。湯船に浸かってデトックス

忙しい毎日が続くと、お風呂に入るのが面倒になり、ついシャワーだけですませてしまうこともあるでしょう。しかし、入浴は、単に体の汚れを落とすだけでなく、健康のためにもとても重要です。

湯船に浸かり、汗をかくことによって毛穴が開き、老廃物や余分な皮脂を洗い流すことができます。

また、血流が促進されると、リンパの流れがよくなるので、顔や体のむくみもなくなり、すっきりします。血行がよくなれば、冷え性も改善し、内臓の働きも活発になります。

さらに、お風呂に入ることで、体だけでなく心にも大きな安らぎがもたらされます。

ぬるめのお湯にゆっくり浸かると、副交感神経が高まるので、リラックスすることができるのです。

私たちの心や体は、交感神経と副交感神経という二つの自律神経のバランスが整うことで健康を保っています。

交感神経が活発になるのは、緊張したりストレスを感じたりしているときです。これに対して、副交感神経は休息やリラックスしているとき、眠っているときなどに活発になります。この二つがバランスよく働くことが、とても重要なのです。

しかし、仕事や家事などに追われ、ピリピリした時間を過ごすと、交感神経ばかりが活発に働いてしまいます。そのため、ストレスによる疲労や、多くの不調を抱えてしまうのです。

これらの問題を解決するためには、自律神経を整えること——つまり副交感神経を優位にすることが大切です。

そして、この副交感神経を活発にする効果的な方法が、入浴なのです。

あまり熱い温度で、長時間お風呂に入ると逆に疲れてしまいますので、できれば38度くらいのぬるめのお湯に、30分程度入浴するのがお勧めです。

また、半身浴で下半身をよく温めると、体全体が芯から温まり、いわゆる「頭寒足熱」の状態になります。

その結果、血行が促進され、新陳代謝がよくなり、免疫力もアップします。

入浴で充分にリラックスできれば、質のよい深い眠りにつくこともできます。毎日は難しいという方は、週末だけでも、ゆったりとした入浴を心がけてください。

乳酸菌パワーを高めて腸を元気にしよう！

健康な体を維持するためには、腸内環境を整えて免疫力を上げることが大切です。腸には体の免疫機能が集中しているため、ここが弱ってしまうと、さまざまな病気や老化の原因にもつながっていきます。

腸を若々しく、元気に保つためには、善玉菌である乳酸菌のパワーを活かす食生活を心がけるとよいでしょう。乳酸菌が腸内環境を整えてくれることで、アレルギー症状の抑制、肌荒れの改善などにも効果を発揮するといわれています。

乳酸菌は、大きく植物性乳酸菌と動物性乳酸菌に分けることができます。植物性乳酸菌は、味噌や醤油、納豆や漬け物、日本酒など、日本人が古くから慣れ親しんできた保存食や発酵食品に多く含まれています。

これに対して、動物性乳酸菌は、チーズやヨーグルトのように、欧米などで作られた乳製品の中に多く存在します。

乳酸菌は体内に入っても、そのほとんどが胃酸によって壊されてしまいます。そのため、毎日摂り続ける必要があるのです。

また、乳酸菌はオリゴ糖や食物繊維をエサとするため、それらと一緒に摂ることが大切です。

オリゴ糖が含まれる食材には、ハチミツやバナナ、きな粉などがあります。デザートに合うものが多いので、ヨーグルトなどと一緒に食べるとよいでしょう。

食物繊維は、ごぼう、にんじんなどの野菜、いも、きのこ類などに多く含まれているので、意識して食事にとり入れるようにしましょう。

私たちが慣れ親しんできた和食には、低脂肪で食物繊維が豊富に含まれている献立メニューがたくさんあります。

日ごろから、和食を中心とした食事を心がければ、乳酸菌がしっかり働く腸内環境に整えることが期待できます。

また、腸と腟の間は壁一枚で隔てられているだけで、隣り合っています。そのためお互いに影響し合っているのです。

腸を大切にすることは、そのまま腟をケアすることにもつながりますので、ぜひ意識して毎日を過ごしましょう。

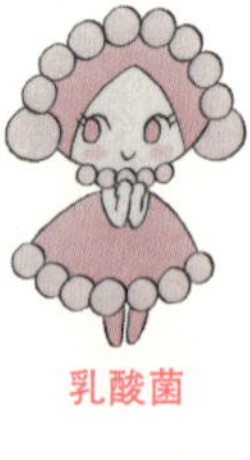

乳酸菌

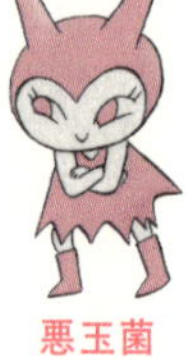

悪玉菌

冷えは大敵！ 体内を温めるぽかぽか生活のススメ

体や膣を健康に保つのに、大敵となるのは「冷え」です。

特に膣周りが冷えてしまうと、月経痛や月経不順も引き起こしやすくなります。さらに、女性ホルモンのバランスが崩れ、自律神経の乱れや免疫力の低下にもつながるので、注意が必要です。


体を冷やさないようにするためには、まずは暖かい服装を心がけることが大切です。特に気をつけたいポイントは、首周り。どんなに厚着をしていても、首の周りが大きく開いた服を着ていると、体はなかなか温まりません。

首には皮膚に近いところに太い血管が通っているので、マフラーなどを巻くと、手指の先までぽかぽかになるでしょう。

また、腹巻などでお腹周りを温めると、全身が温かくなります。

夏に、エアコンで体が冷えてしまうこともあると思いますが、お腹や首周りをしっかり温めて、冷やさないようにしましょう。

栄養価が高く、温かい食事を摂ることも、体を中から温める重要なポイントとなります。

体を温める食べものとしては、とうがらしや、にんにくなどが代表格です。また、しょうがのしぼり汁を飲み物に入れたり、料理にかけてみたりするのもお勧めです。しょうがは皮ごとおろすとよいでしょう。

次のページに体を冷やす食材、温める食材を一覧でまとめていますので、こちらを参考に日々の食事に取り入れてみましょう。

体を冷やす食べもの・温める食べもの

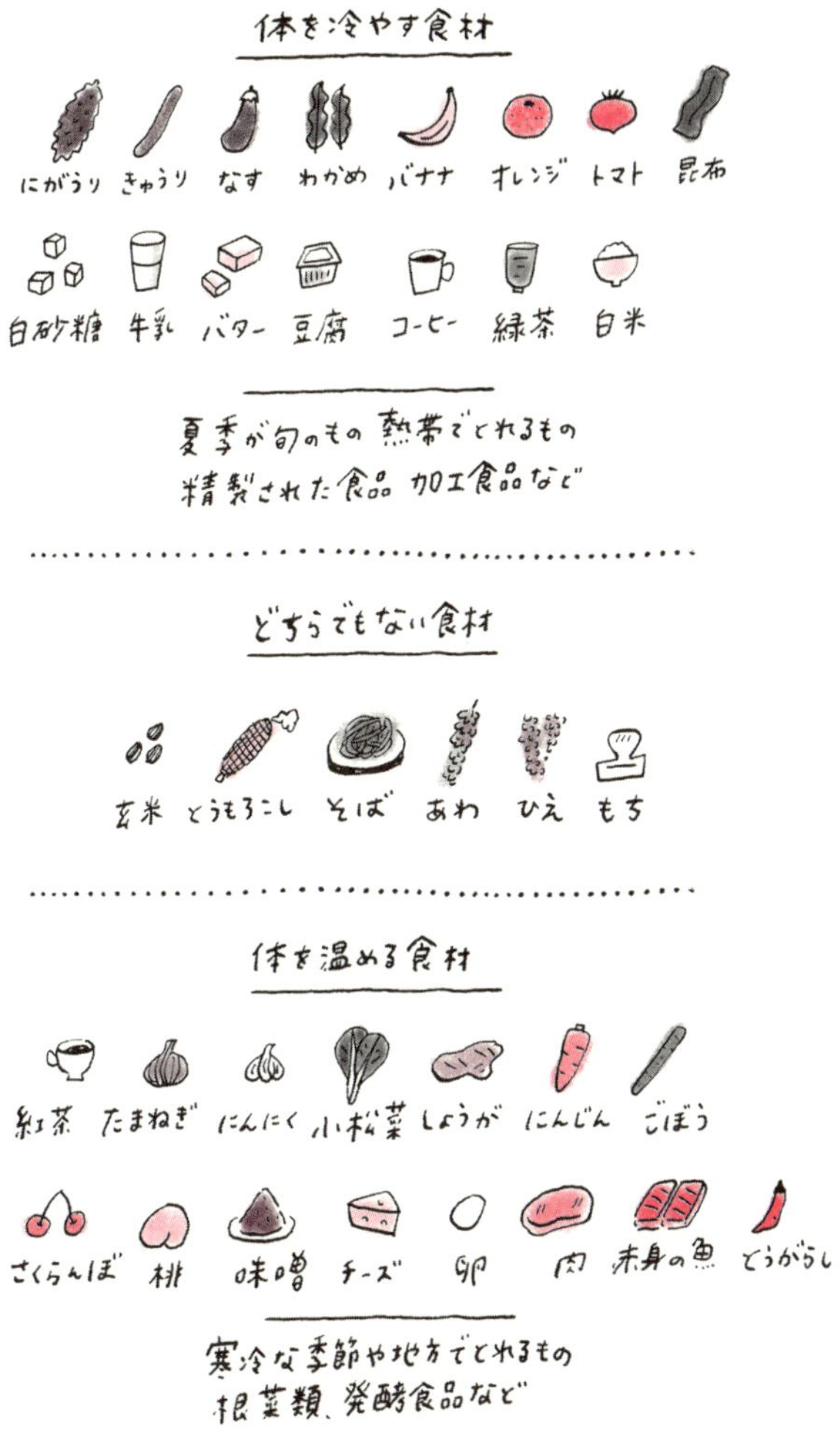
体を冷やす食材
にがうり きゅうり なす わかめ バナナ オレンジ トマト 昆布
白砂糖 牛乳 バター 豆腐 コーヒー 緑茶 白米
夏季が旬のもの 熱帯でとれるもの
精製された食品 加工食品など
どちらでもない食材
玄米 とうもろこし そば あわ ひえ もち
体を温める食材
紅茶 たまねぎ にんにく 小松菜 しょうが にんじん ごぼう
さくらんぼ 桃 味噌 チーズ 卵 肉 赤身の魚 とうがらし
寒冷な季節や地方でとれるもの
根菜類、発酵食品など

また、足首にある「三陰交《さんいんこう》」というツボも冷え性に効果があるといわれています。足には肝経《かんけい》、脾経《ひけい》、腎経《じんけい》という大切な3つの経絡《けいらく》（ツボとツボを結ぶ道）があり、それが交わったところを三陰交といいます。三陰交は別名「冷えのツボ」と呼ばれていて、ここを温めたり押したりすることによって、体全体の血流がよくなります。

三陰交は、内くるぶしの上から指幅4本分ほどのところにあり、骨と筋肉の境目です。押すと少し痛みがあります。

冷え性はもちろんのこと、月経症状の緩和、むくみ、更年期症状、消化器、肝臓、腎臓などにも効果があるといわれます。

どこでも簡単にできるので、ぜひ試してみてください。

体の血流を改善する「三陰交」

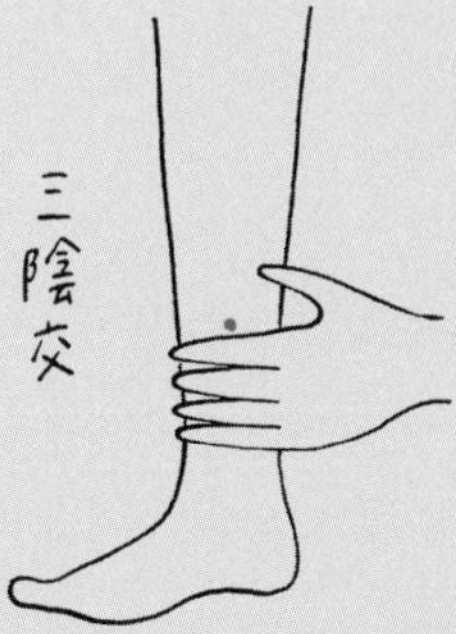

三陰交の探し方

内くるぶしの上に手を添え、指4本分を数える。人差し指があたっている場所で、スネの骨のちょうど内側（骨と筋肉の境目）にあたるツボが三陰交

ツボの押し方

ゆっくり息を吐きながら、ツボを5秒ほど静かに押す。今度はゆっくりと息を吸いながら、指を離す。人差し指を骨に引っかけるような要領で押すとよい。これを3回ほど繰り返す。痛みが出るほど押すのではなく、控えめな力でやるのがコツ

大豆イソフラボンの働きが女性ホルモンを助ける

女性の心と体を美しく健康に保つために、エストロゲンは欠かせない存在です。しかし、エストロゲンは加齢とともに減っていきます。また、無理なダイエットや喫煙、ストレスなどでも、その分泌は低下してしまいます。

その強い味方がイソフラボン。イソフラボンはホルモンではありませんが、体の中でエストロゲンに似た働きをしてくれるため、「女子力を上げる物質」として非常に注目されています。

イソフラボンは大豆に多く含まれる成分で、豆腐や味噌、納豆、きな粉などの大豆製品に含まれています。これらを上手に食事にとり入れることをお勧めします。

イソフラボンが多く含まれる
おもな食材リスト

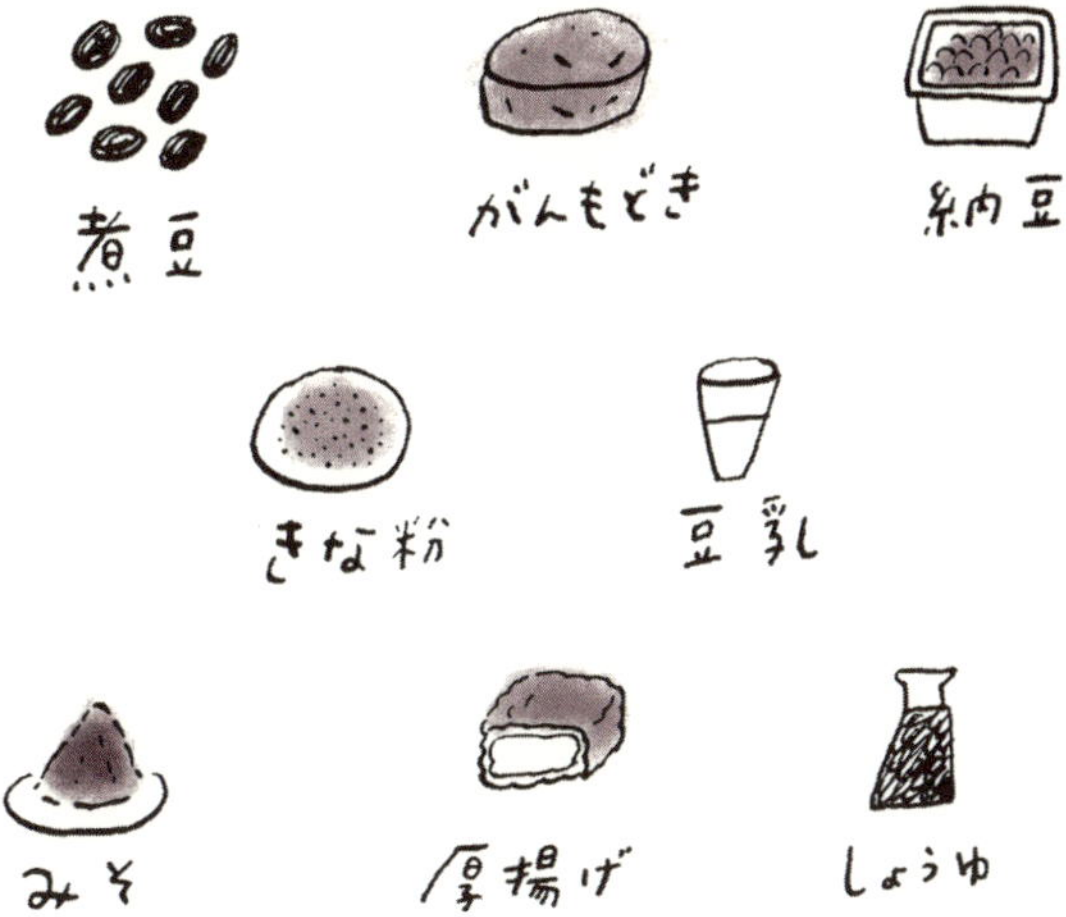
煮豆
がんもどき
納豆
きな粉
豆乳
みそ
厚揚げ
しょうゆ

イソフラボンは「和」の食材に多く含まれているため、和食を心がけるとしっかり摂取することができる。献立を考えるときの参考にしよう

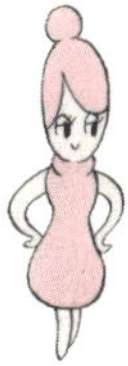
イソフラボン

「オメガ3」は女子力アップの秘密兵器！

私たちが健康な体を維持していくうえで、欠かすことのできない成分のひとつが「必須脂肪酸《ひっすしぼうさん》」です。

必須脂肪酸は、人間の体内で作ることができないので、外から取り入れる必要があります。

その中でも、特に「オメガ3」と呼ばれる良質な脂肪酸は、日常の食生活で充分な量を摂ることがむずかしいのですが、とても重要視されています。

オメガ3脂肪酸とは、マグロや青魚に多く含まれるDHA（ドコサヘキサエン酸）、EPA（エイコサペンタエン酸）、そしてエゴマ油やキャノーラ油などに含まれるα－リノレン酸のことです。

このオメガ3脂肪酸には、中性脂肪やコレステロールを下げ、高血圧や脂肪肝、動脈硬化、心筋梗塞などの生活習慣病を予防するなど、さまざまな効果があります。さらに、アレルギー症状の緩和、うつ病や認知症のリスクも軽減するといわれているのです。

また、これらの良質な脂肪酸には、新陳代謝を促し、脂肪を燃焼させてくれる力があるので、女性にとってうれしいダイエット効果も期待できるようです。

しかし、オメガ3脂肪酸は、高温で調理すると栄養が損なわれてしまうので、DHAやEPAを多く含むマグロや青魚などは、できればお刺身などで食べるようにするとよいでしょう。

α－リノレン酸が豊富なエゴマ油も、そのまま料理に使うことをお勧めします。エゴマ油を料理の上に、少したらして食べるだけでもOK。1日に大さじ1杯ぐらいのエゴマ油を摂取すれば、充分効果が期待できるので、料理に混ぜたりして、アレンジしてみてください。

また、オメガ3以外にも、オメガ9という良質な脂肪酸があります。オメガ9脂肪酸に代表される成分は、オレイン酸です。

このオレイン酸は、悪玉コレステロールを減らし、血流をよくして、動脈硬化を予防する効果があるといわれています。さらに、腸の働きを活発にして、お通じをよくしてくれる整腸効果も期待できるので、美容にもよいでしょう。

オレイン酸は、オリーブオイルのほか、アーモンドやカシューナッツなどのナッツ類にも多く含まれています。イタリア料理や地中海料理などで、最後の仕上げに、ちょっとオリーブオイルを加えたり、直接パンにぬって食べたりするのは、熱によって良質なオレイン酸を壊さない工夫でもあるのです。

このようにオメガ3、オメガ9脂肪酸は、女性にとってとても力強い味方です。値段が安くて質の悪い油は、かえって体に悪影響を与えることもありますので、できるだけ良質のものを選んで取り入れるように心がけましょう。

洗いすぎはトラブルのもと! ドクターが教える正しいケア

膣やデリケートエリアはいつも清潔にしておきたいものですが、洗いすぎるとかえって逆効果になってしまうことがあります。

特に膣の奥まで強く洗うと、デーデルライン桿菌などの善玉菌まで洗い流すことになってしまい、膣内の自浄作用を弱めてしまうおそれがあります。

また、膣内を傷つけて雑菌を増殖させ、膣炎などを引き起こしてしまう可能性もあります。

もし膣内に不快感やかゆみがあるなど、トラブルが発生した場合は、自分で対処せず、産婦人科を受診し、専門医の診察を受けるようにしてください。

おりものが多いと訴える患者さんの中で、間違ったケアをしている方がいます。

たしかにおりものが多過ぎると、あまり気持ちのよいものではありません。

しかしおりものには、膣内の雑菌を外に出すという働きもありますので、あまり神経質になりすぎて、過剰に洗ったりしないようにしましょう。

また、市販の石けんやボディソープには、アルカリ性で刺激の強い成分が含まれていることもあります。そのため、このようなもので膣内まで洗ってしまうと、膣内の酸性環境を崩してしまうことにもなります。

海外では、膣やデリケートエリアを洗うときは、オーガニックのウォッシュオイルや弱酸性の専用ソープなどを使用するのが、当たり前になっています。

これらの専用コスメは、最近では、日本でもドラッグストアや通販などで購入することができますので、自分に合ったものを選ぶようにしてください。

専用のコスメを使わない場合でも、石けんやボディソープなどを直接皮膚につけるのではなく、よく泡立ててから使用するといいでしょう。また、洗ったあとは、低刺激のローションや専用の保湿剤などで潤いをカバーすることも大切です。

トイレの温水洗浄便座で腟の中まで洗いすぎるのも、腟内の自浄作用を損なう可能性があるので、あまりお勧めしません。

温水洗浄便座はデリケートエリアをさっと洗い流すだけにするのがよいでしょう。

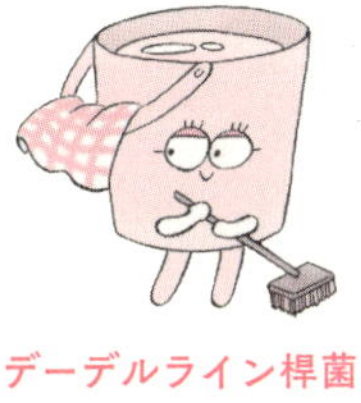
デーデルライン桿菌

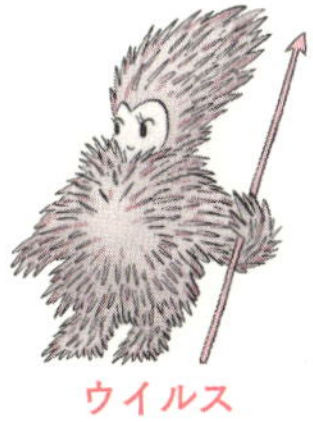
ウイルス

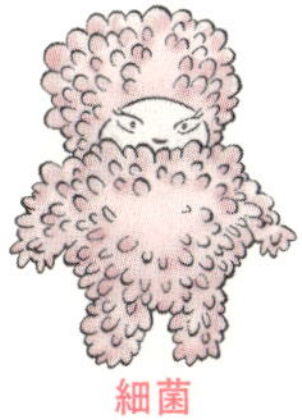
細菌

おりものシートは過信しない。こまめな交換が大事

下着を汚したくないので、おりものシートをつけたまま過ごしている方もいるかもしれません。

しかし、おりものシートを過信することは禁物です。

おりものシートを使い続けると、外陰部やデリケートエリアがムレて、雑菌が繁殖し、かゆみやかぶれなどの原因になることがあります。

長時間、替えずにいると、シートが膣をマスキングする状態になってしまい、トラブルが起こりやすくなります。

特に体調の悪いときなどは、膣炎を引き起こすおそれもありますので、注意が必要です。

おりものシートを使うときは、短時間でこまめに新しいものに取り替え、常に清潔に保つよう心がけましょう。

女性器はどうしてもムレやすいので、通気性が重要となります。下着を選ぶときもコットンなど、なるべく通気性の良い素材を選ぶのが理想です。風通しをよくするという意味では、眠るときくらいはマリリン・モンローのように、ノーパンでもよいのかもしれません。

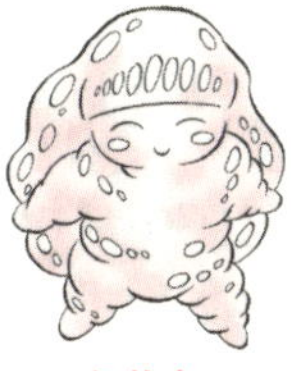

おりもの

ナプキンは素材重視。一番気をつけたいのは通気性！

ナプキンを選ぶときは、素材を重視しましょう。

特にナプキンは、肌に触れる面積が広いので、密着感があり、通気性が悪くなります。

ナプキンに使われている化学繊維（塩化ビニル）によっては、肌がかぶれたり、赤くなったりすることもあります。できるだけ肌にやさしいコットンタイプなど、自分に合ったものを選ぶようにしてください。

紙ナプキンのように使い捨てでなく、洗って何度も使える布ナプキンも発売されています。コットン100パーセントのネル素材を使っているものなどは、紙ナプキンに比べて、通気性のよいものも多いようです。

膣やデリケートエリアにとって、大敵なのは「ムレ」です。

膣は潤い（保湿）を必要とする反面、雑菌の繁殖原因となるムレには敏感です。月経のときに気になるあのいやなニオイも、そもそもはこのムレが原因なのです。

ムレを防ぐためには、通気性を確保することが、もっとも重要です。

最近のナプキンは性能がよく、経血をすばやくキャッチし、外に漏らさずギュッと中にため込んでくれますが、裏を返せば、それだけ通気性が悪いことを意味します。

このムレを解消するためには、やはりナプキンをこまめに取り替え、清潔に保つことが一番の対策となります。

月経のときは、温水洗浄便座で外陰部についた経血を洗い流すとよいでしょう。

ナプキンはムレたりずれたりするので嫌だという方は、タンポンを使用するといいでしょう。セックスの経験がないと使えないと思っていたら、それは間違いです。

また、経血が外に流れなくてお腹に入ってしまうのではないかという不安をもつ方もいらっしゃるようですが、医学的にはまったく根拠がありません。ただし、タンポンも長時間入れっぱなしにしておくことは、衛生上よくないばかりか、非常にまれではありますが、「トキシックショック（TSS）」という病態を起こすことがあります。数時間で交換し、就寝時の使用は避けましょう。

また、最近では、第三の生理用品として、月経カップが注目されています。月経カップは、欧米などではすでに広く使われているもので、カップを腟の中に挿入し、経血を受け止めるという仕組みです。医療用のシリコンなどでできているので、体にも安心です。

12時間くらい入れ続けることができ、カップがキャッチした経血をトイレで流せばよいのです。

腟に入れると聞くと、不安に感じるかもしれませんが、きちんと装着すると痛みや違和感もなく、快適に過ごせます。

値段は少し高めですが、日本でも通販などで手に入れることができますので、興味のある方は試してもいいかもしれません。ただ、カップは縮めて挿入しますが、セックスの経験がない女性には、あまりお勧めしません。

このように、さまざまな商品があり、選択肢も豊富にありますので、自分が一番快適に過ごせるものを選ぶのがよいでしょう。

締まる体を作る！　骨盤底筋トレーニング

他の章でも触れましたが、締まる体を作るためには、骨盤底筋トレーニングがもっとも有効です。

下部のイラストにあるように、骨盤底筋とは、前方の恥骨と後方の尾骨との間にあるハンモック状の筋肉群のことです。

骨盤底筋の役割については、第1章や第3章で詳しく説明していますので、そちらを参照してください。

骨盤底筋

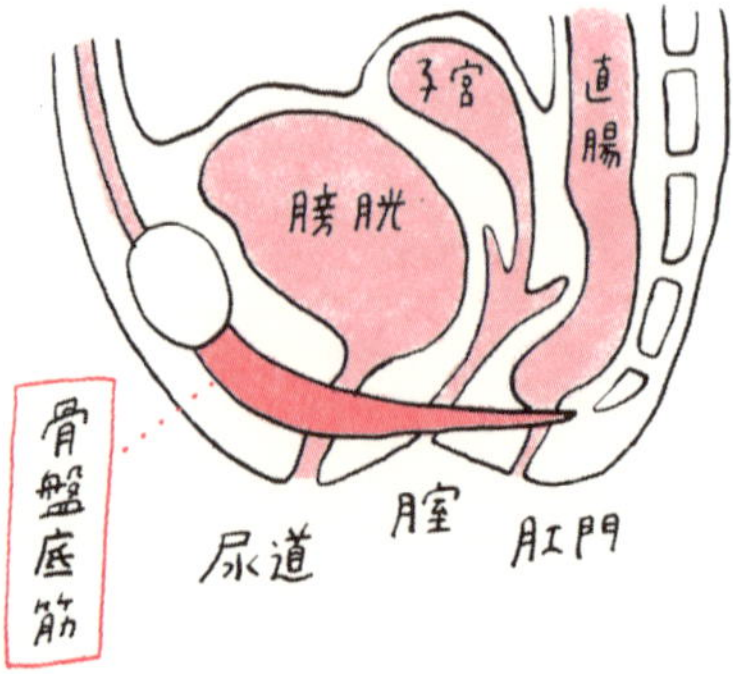

出産や加齢、運動不足によって、この骨盤底筋がゆるんでしまうと、子宮脱や直腸脱などの骨盤臓器脱、姿勢が悪くなることによるぽっこりお腹、便秘や冷え性、肩こりや腰痛など、さまざまな不調の原因にもなります。

骨盤底筋トレーニングによって、しっかりと締まる体を作ることができれば、姿勢がよくなり、ダイエットにも効果的なだけでなく、女子力も上がります。とても簡単でいつでも気軽にできるトレーニングですので、時間のあるときに、ぜひ取り組んでみてください。

基本編

正しい立ち方と呼吸法

まずは正しい姿勢と呼吸法をマスターし、骨盤底筋全体を動かすことをイメージ。いつでもどこでも、立っているときに気軽にトレーニング！

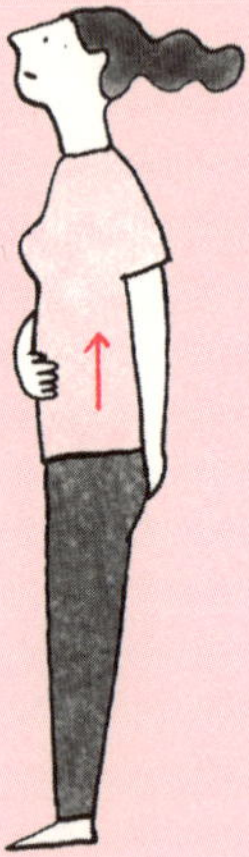

1

両足をそろえ、姿勢をまっすぐ正して立ち、手をお腹とお尻にあてる

1の姿勢を保ったまま、膣と肛門に力を入れ、キュッと締める。締めたりゆるめたりを、2〜3回繰り返す。締めるときは息を吐き、ゆるめるときは息を吸う。(呼吸法がむずかしければ、最初は自然な呼吸でもOK)

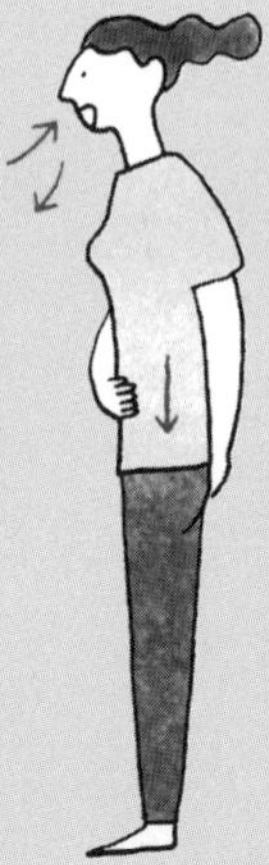

2

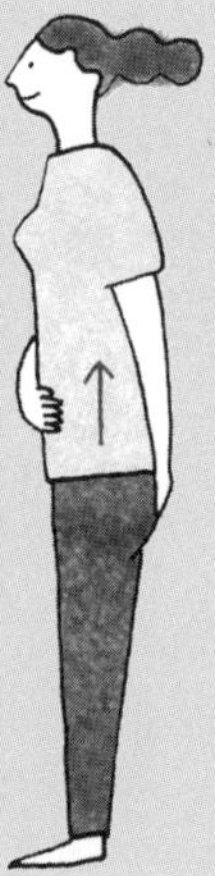

3

今度は、ゆっくり息を吐きながら、膣と肛門を10〜12秒ほどかけて強い力でギューッと締める。再び10〜12秒ほどかけて、息を吸いながらゆっくりとゆるめる。これを2〜3回繰り返す。10〜12秒のトレーニングがきつく感じられる人は、最初はそれぞれ5秒ぐらいからでもOK

膣と肛門を締めながら、骨盤底筋全体をゆっくり引き上げるイメージで、ぐっと持ち上げるようにする。力を抜くときは、ゆっくりゆるめる

応用編 1

寝転んだ姿勢

基本ができたら、次はさまざまな姿勢でチャレンジ。寝転んだ姿勢のトレーニングは、起きる前や寝る前に、ベッドの上でやるよう習慣づけて！

1

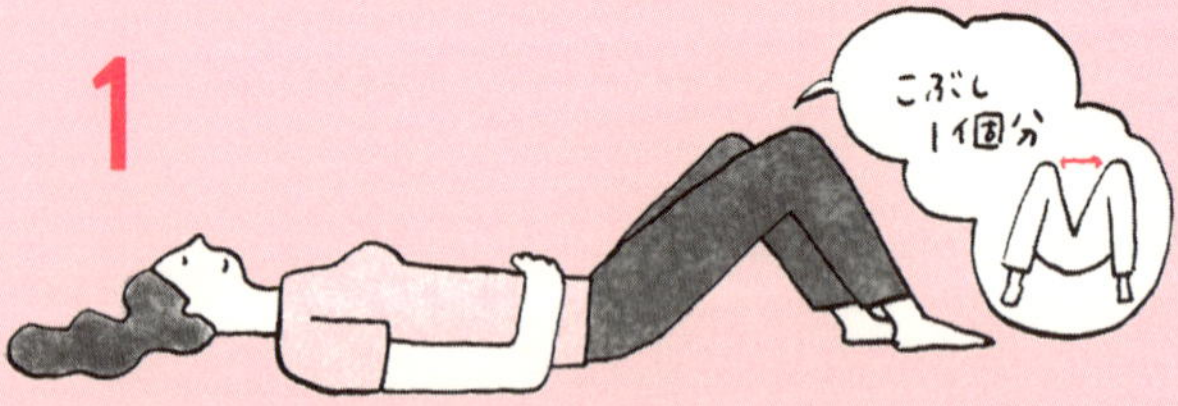

寝転がり、仰向けの姿勢になって、リラックスする。足の裏を床につけ、両ひざを曲げて立てる。このとき、ひざの間をこぶし1個分ほど離すと、姿勢が安定する。もしくは、枕などを入れて、ひざ下を支えてもOK

2

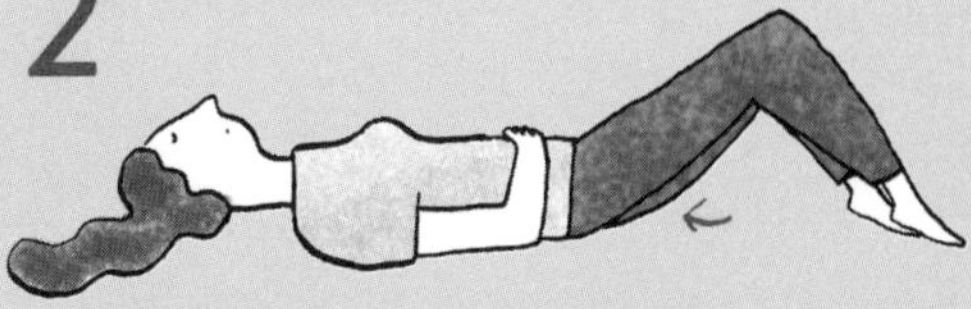

骨盤底筋を意識しながら、膣と肛門に力を入れ、締める。息を吐きながら、10〜12秒ほどかけて、ゆっくり行う。次に息を吸いながら、ふたたび10〜12秒かけて、ゆっくりゆるめる。きつい場合は、それぞれ5秒ぐらいでもOK。骨盤底筋を意識し、ぐっと引き上げるようなイメージで。肛門や膣を締めながら、お腹側にじわじわと引き上げるようにするとよい

3

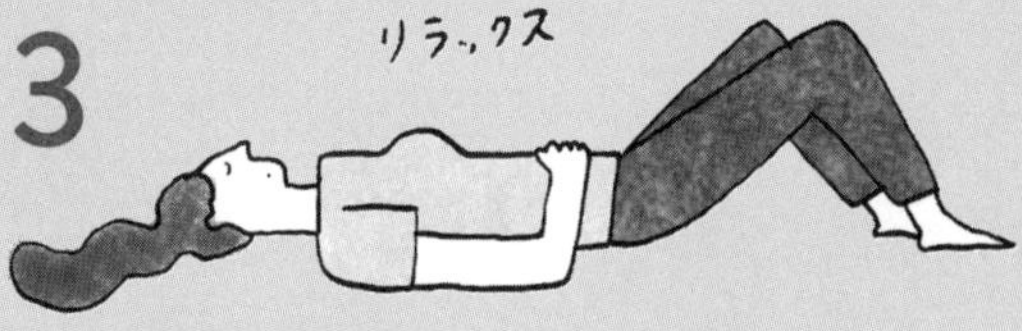

2を行ったあとは、40〜50秒ほど体の力を抜いて、リラックスする。
2と3を1セットとし、合計10セットぐらいトレーニングするのが理想だが、きつい場合は回数を減らす。体に負担をかけずに、自分のペースで行うことが大切

応用編
2

床に座った姿勢

床に座った姿勢で、ゆったりと骨盤底筋トレーニング！

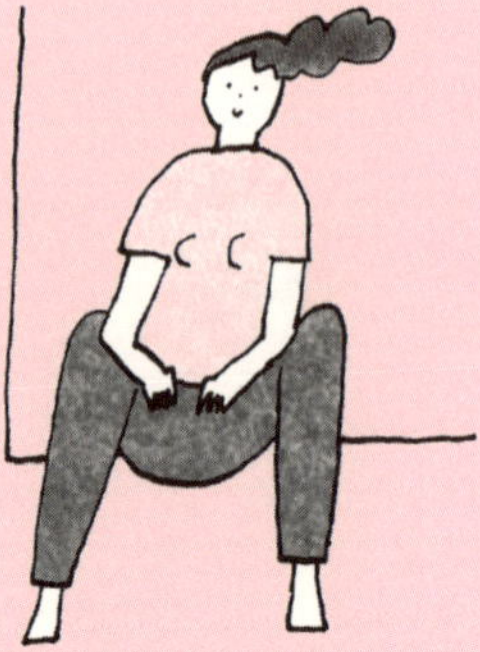

床にゆったりと座り、壁に軽くもたれ、両ひざを軽く開いて立てる。応用編1の寝転がった姿勢と同じような要領で、2〜3のトレーニングを10セット行う

応用編
3

イスに座った姿勢

イスに正しい姿勢で座り、電車やバスの中、仕事の合間にリフレッシュ！

応用編 4

テーブルなどを使って

仕事や家事の合間にもトライ！

テーブルや棚などのそばに立ち、足を肩幅ぐらいにゆったりと開く。両手をテーブルについて、同じく肩幅ぐらいに開く。テーブルなどの高さは、体が前に軽く傾くぐらいが理想。上半身の体重を両腕にかけながら、応用編1の2〜3のトレーニングを10セット行う

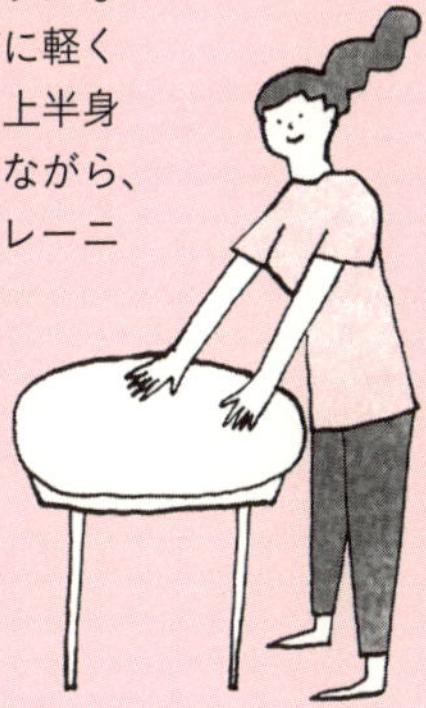

イスに座り、姿勢を正す。腰と背中が背もたれにあたり、まっすぐになるように意識する。体に無理な力が入らないように、リラックスして。そのままの姿勢で、応用編1の2〜3のトレーニングを10セット行う

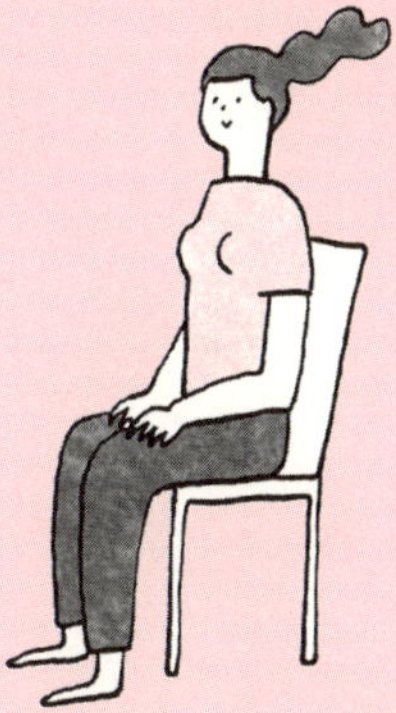

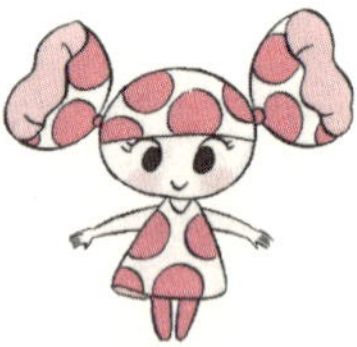

キャンディーダ

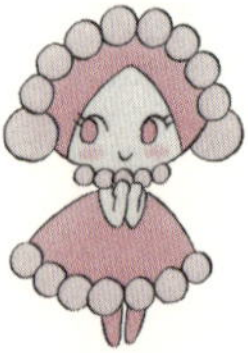

乳酸菌

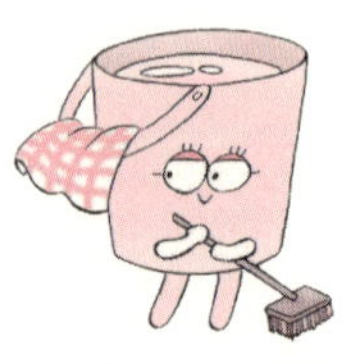

デーデルライン桿菌

Chapter 5

「ちつケア」でいきいきした毎日を手に入れる

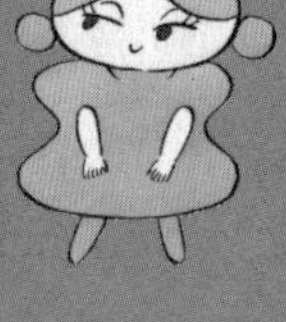

「ちつケア」で自分を大切にしよう

産婦人科医として、これまで多くの患者さんと接してきました。

膣など女性器のトラブルを抱えた患者さんのほとんどは、「診察を受けるのは恥ずかしい」「自然に治ればいいのに」と思って受診されます。

性器というデリケートな場所のトラブルで診察を受けるのに、二の足を踏みがちな方も多いでしょう。

勇気を持って来院し、診察を受けた後は、トラブルが解消されるだけでなく、表情も晴れやかになっていきます。

それまでの間違ったケア方法を私に指摘され、驚かれる方も多いのです。

自分で自身の体をケアすること。

自分の体をケアできるのは、自分自身。正しい知識を持ち、体の声を聴いてケアしてあげてください。

この章では私のクリニックの患者さんのケースを、いくつかご紹介していきます。症状も経緯も、さまざまです。少しでも皆さんのこれからの参考になれば幸いです。

もし、何らかの症状で困っている方がいたら、産婦人科の受診を勧めてあげてください。

そして、今はトラブルがなくても、いつでも相談できる産婦人科のかかりつけ医を持ってほしいと思います。

それは、きっとこれからのあなたにとって、大きな支えになるはずです。

Case 1

「速やかに婦人科を受診し、カンジダ症がスムーズに回復」

（22歳・未婚）

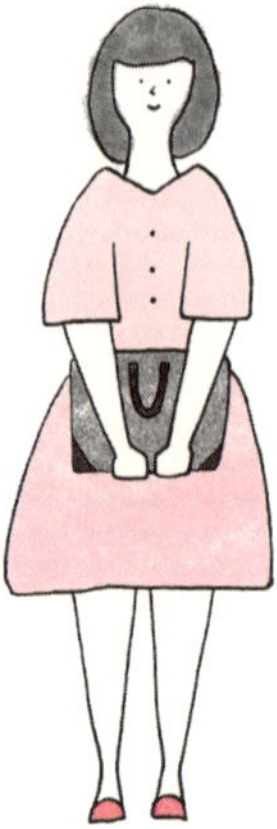

銀行勤務。２年間交際しているパートナーがいます。

１週間前に風邪をひいて、喉の痛みが続いたため内科で薬の処方を受けました。風邪の症状は治りましたが、数日前からおりものが増えてきました。白くポソポソとしていて、カッテージチーズのような形状です。ショーツが汚れるため、おりものシートを使用することにしました。

おりものが増えるとともに、外陰部が熱く感じられ、痛みも生じていたのですが、時間がたつにつれてかゆみに変化。あまりのかゆさに、夜も眠れないほどになりました。インターネットで調べたところ、「膣カンジダ症」ではないかと思いました。

診断と経過

膣分泌物の培養検査を行ったところ、カンジダ菌を検出。

膣洗浄と抗真菌剤《こうしんきん》の膣内投与、さらに、抗真菌剤のクリームを塗布したところ、数日で症状はすっかりなくなりました。


「膣外陰カンジダ症」は、めずらしい病気ではありません。一度良くなっても、免疫力の低下などで再発することもあります。

特に、抗生剤を服用すると、膣内の常在菌のバランスが変化して、カンジダ菌が増えやすくなってしまいます。一般に、抗生剤の服用を開始後、1～2週間してから膣カンジダ症の発症が起こりやすくなるといわれています。

決して、「抗生剤を服用しない方がよい」というわけではありません。抗生剤の服用後は、「膣外陰カンジダ症」になりやすくなるので、充分なケアをしていきましょう。外陰部のかゆみやおりものの変化が見られたら、早めに産婦人科を受診しましょう。

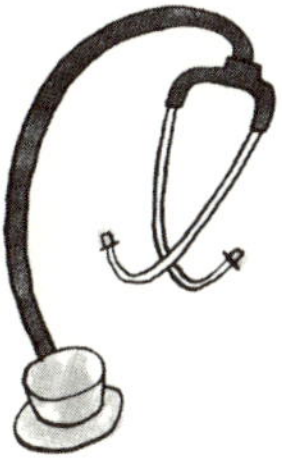

Case 2

「おりものの形状をしっかりチェックしたら、すぐに赤ちゃんができた！」

（31歳・既婚）

3歳の男の子がいて、現在、パート勤務をしています。二人目の子どもが欲しいと、1年前から妊活をしていますが、なかなか恵まれません。不妊の原因を知りたくて、受診しました。

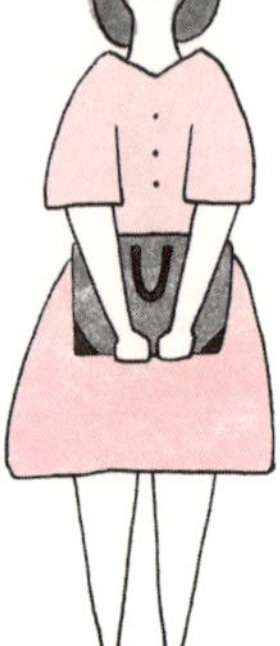

診断と経過

二人目の不妊を「続発性不妊症」と呼びます。原因は、女性の加齢や卵管因子、男性因子、それから、性交回数の減少（カレンダーセックス）などさまざまです。

診察では、月経は順調。基礎体温は低温相と高温相で0・3度以上の差があり、二相性。経腟超音波やホルモン検査でも、特に異常はありません。

子宮卵管造影《しきゅうらんかんぞうえい》検査を行い、卵管の通過性を認めました。性交後試験（ヒューナーテスト）でも、異常はありませんでした。

それまでこの夫婦は、スマートフォンのアプリでお知らせのある排卵日にだけセックスをしていたとのこと。毎日の生活でも、どうしても小さい息子さんが中心になり、パパも仕事で忙しく、帰宅時間も遅いのだとか。

日ごろからおりものの状態に留意するよう伝えました。また、「生理が終わってから少しして、透明で伸びる、卵白様《らんぱくよう》のおりものが増えたら妊娠のチャンスです」とお話ししました。そして、おりものは月経周期によって変化することや排卵日だけでなく、なるべく頻回にセックスをするよう、指導しました。すると、次の周期に自然妊娠。念願叶って、二人目のお子さんを授かりました。

Case 3

「おりものの異変をいち早くキャッチ。性感染症を早期発見」

（35歳・未婚）

現在、お付き合いをしているパートナーがいます。過去に一度、人工妊娠中絶の経験があります。

月経不順があり、避妊したいので、低用量ピル（OC）を服用しています。

2週間前のパートナーとのセックス後から、においの強いおりものが出るようになりました。また、排尿時の痛みや頻尿など、膀胱炎のような症状もあるため、受診しました。

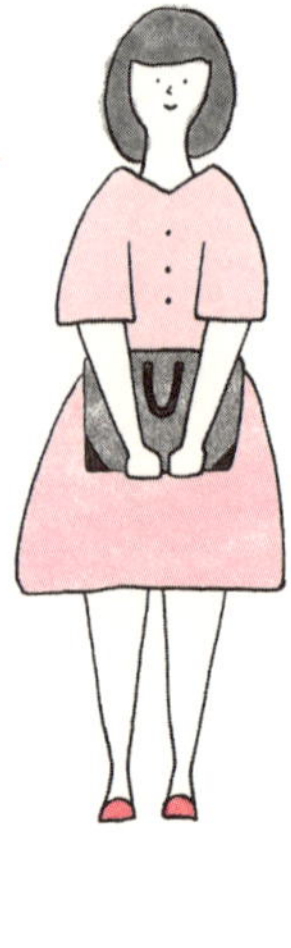

診断と経過

診察で、やや濁った黄色いおりものを認めました。
検査で子宮頸管からクラミジア菌が検出され、「クラミジア頸管炎」と診断。
特効薬である抗菌剤を処方し、2週間後の再検査まで、パートナーとのセックスは禁止しました。

症状はすぐに消失。2週間後の再検査で子宮頸管のクラミジア菌は検出されず、血液のクラミジア抗体検査は陰性でした。同時に、パートナーのクラミジアの検査でも、陽性の結果。同じ抗菌剤の処方を受けたそうです。

彼女は低用量ピルを服用しているため、避妊対策はできていると考え、パートナーとのセックスでコンドームを使用していませんでした。しかし実は、パートナーは他の相手からクラミジア菌をもらってしまったようでした。

感染に気づかず放置してしまうと、クラミジア菌が上行《じょうこう》し、卵管炎や骨盤腹膜炎を引き起こして、子宮外妊娠や将来の不妊症リスクを高めてしまう可能性もあります。健康のバロメーターであるおりものに、普段から関心を持つことが大切です。

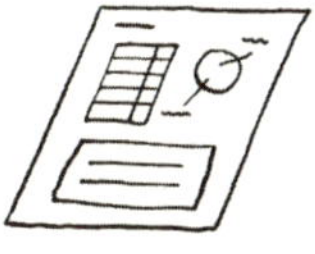

Case 4

「夫とはセックスレス。だけど、スーパー銭湯で性感染症に」

（38歳・既婚）

二人の子どもがいます。

数年前から外陰部にムズムズするようなかゆみを感じていましたが、症状がひどい時は市販の軟膏を塗って、特に、医療機関で治療を受けることはありませんでした。

また、こうした不快な症状は日ごろの疲れが原因なのかもしれないと考え、ときどきスーパー銭湯や温泉にも出かけ、体のケアを心がけていました。

市販の軟膏でかゆみをなんとか抑えることができていたため、あまり気にしていなかったものの、婦人科検診の際に、このことを伝えたところ、受診を勧められました。

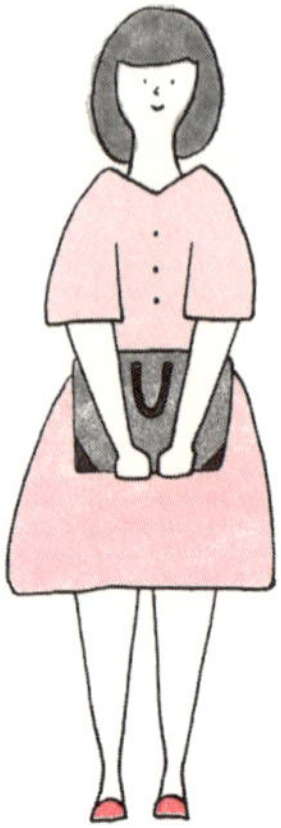

診断と経過

膣内培養検査で「トリコモナス菌」が検出されました。

特効薬であるメトロニダゾール錠を10日間服用したところ、長く続いていたかゆみが消失。その後、再検査でも陰性反応が出ました。

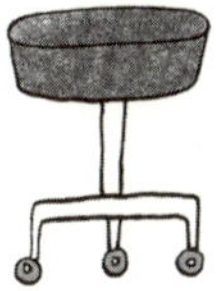

この夫婦は、二人目の子どもができてからセックスレス状態が続いていました。彼女は「セックスがないのだから、かゆみの原因は性感染症のはずがない」と自己判断していたようです。

セックスをしていないからといって、性感染症にならないわけではありません。

症状経過から判断すると、スーパー銭湯でトリコモナス菌に感染してしまったようです。

すべての公衆浴場でこのような感染が起きるわけではありません。不運にも、さまざまな要因が重なり、偶然感染してしまったのでしょう。かゆみは決して放置しないでください。

「セックスしていないから、性感染症であるはずがない」という自己判断もいけません。今回はセックスレスでしたが、今後もしセックスがあれば、パートナーにも感染するリスクがあります。

市販の軟膏を使い、症状を和らげるのも悪くはありませんが、あくまでも一時的な応急処置と考え、症状が続く場合は医療機関で診察を受けてください。

Case 5

「外陰部のピリピリは疲れのサイン。しっかり体を休めてヘルペスの再発を防ぐ」

（26歳・未婚）

1週間前から、外陰部にかゆみを感じ、数日前から痛みに変わりました。特に、排尿時にしみてしまい、座るのも辛いほどに。また、においの強いおりものがショーツについているのも気になっていました。

同じころ、風邪をひいて38・5度の高熱を出し、寝込んでいました。

実は先月、知り合ってまもない男性と初めてのセックスをしました。ちょうど生理前だったこともあり、彼も「妊娠させないから大丈夫」と言ってくれたため、コンドームはしませんでした。

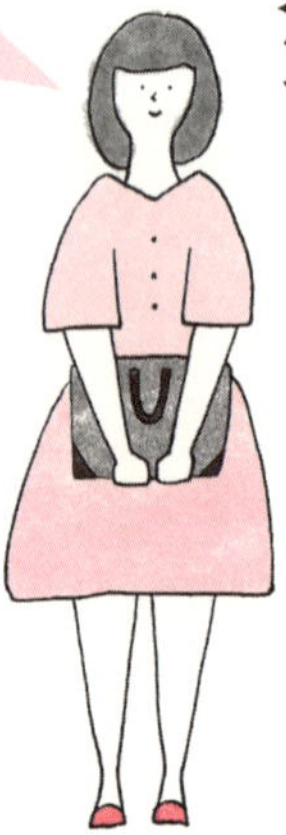

診断と経過

診察を行うと、外陰部が赤く腫れて、数ヵ所に潰瘍《かいよう》も確認。単純ヘルペスウイルスによる感染症「外陰ヘルペス」と診断しました。

抗ウイルス薬の内服で、2日後には症状が改善。まもなく、不快な症状はすべて消失しました。

元来、外陰ヘルペスなど性器ヘルペスの初感染は主に性行為が原因です。

そのため、セックスをした男性の性器にあったヘルペスウイルスから感染したのでしょう。その男性にも検査を勧めるように伝えましたが、その後、彼とは音信不通になったとのこと。後日、その男性は数人の女性と同時進行でセックスをしていたことがわかりました。

単純ヘルペスウイルスは、一度体内に侵入すると脊髄《せきずい》神経にとどまり、潜伏します。そして、体の不調や外傷、体力の低下などをきっかけに再発し、不快な症状を繰り返し起こしやすくなります。

初期症状は痛みが強く、発熱することもあります。再発の時には、外陰部のヒリヒリした痛みや灼熱感、むずむずした感じ、水ぶくれ、赤いブツブツ、発熱、だるさなどの症状がありますが、特に、外陰部にピリピリした痛みを感じたら、「疲れているんだ」と考えて早目の対処が必要です。

Case 6

「腟外陰レーザー治療で、心も体も若々しさを取り戻した！」

（50歳・既婚）

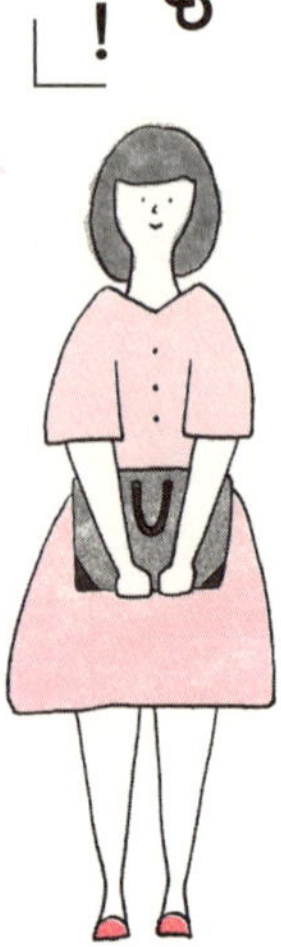

二人の子どもがいて、閉経後1年がたちました。

更年期症状である、のぼせやめまいなどもありましたが、漢方やサプリメントなどで対処していました。

夫とはもう何年もセックスレスで、たとえ誘われたとしても、「そんな気になれない」と断っていました。くしゃみをすると尿がもれることは以前から気になっており、トイレが近くなってたまに間に合わなくなるときもあります。

自転車に乗ったとき、サドルが外陰部に当たると違和感があり、下着の張り付き感もありましたが、特に気にしないようにして、誰にも相談しませんでした。

婦人科検診の際、「閉経後《へいけいご》外陰腟《がいいんちつ》尿路《にょうろ》症候群《しょうこうぐん》（GSM）」と診断され、受診しました。

診断と経過

「閉経後外陰腟尿路症候群（GSM）」とは、閉経後に女性ホルモンが低下したことで、外陰部や腟が痩せて乾燥し、腟の潤いがなくなって、不快症状を感じたり、性交痛や排尿障害を起こしたりする症候群。

かゆみや灼熱感のほか、おりものが増えたり、においが気になったりすることもあります。頻尿や尿もれを感じるケースも多いといわれています。

治療法は、女性ホルモン剤が有効とされてきましたが、彼女がホルモン剤に抵抗感を持っていたこともあり、腟外陰レーザー治療（モナリザタッチ®）を選択しました。

施術後数日で、外陰部がふっくらし、腟に潤いが戻ってきたことを感じたとのこと。

1ヵ月後に再度レーザー治療を行い、同時に、骨盤底筋のトレーニングを開始。また、普段から背筋を張って腹筋を意識するよう姿勢にも気をつけ、体調管理にも留意して、日常生活の意識を変えるように指示しました。

すると、スキンケアやメイクにも時間をかけるなど、おしゃれになっていきました。子育てもひと段落し、夫との時間を楽しもうと久しぶりにセックスに誘うと、お互いとても満足のいく結果に。

「これからもさまざまなことにチャレンジしたい」と、元気な日々を過ごしています。

産婦人科医が教える オトナ女子に知っておいてほしい 大切なからだの話

発行日　2018年 3月 1日　第 1 刷

著者　八田真理子

本書プロジェクトチーム
編集統括　柿内尚文
編集担当　池田剛、村上芳子
企画制作協力　バイエル薬品株式会社
制作協力　カゴメディア株式会社、田代貴久（キャスティングドクター）
編集協力　鈴木博子、増田恵子、池田秀子
デザイン　細山田光宣、鈴木あづさ（細山田デザイン事務所）
キャラクターイラスト　新星エビマヨネーズ
イラスト　ヤマグチカヨ
校正　東京出版サービスセンター
営業統括　丸山敏生
営業担当　熊切絵理
営業　増尾友裕、池田孝一郎、石井耕平、戸田友里恵、甲斐萌里、大原桂子、綱脇愛、川西花苗、寺内未来子、櫻井恵子、吉村寿美子、田邉曜子、矢橋寛子、大村かおり、高垣真美、高垣知子、柏原由美、菊山清佳
プロモーション　山田美恵、浦野稚加

編集　小林英史、舘瑞恵、栗田亘、辺土名悟、加藤紳一郎、中村悟志、堀田孝之、及川和彦
編集総務　千田真由、髙山紗耶子、高橋美幸
講演・マネジメント事業　斎藤和佳、高間裕子
メディア開発　中山景
マネジメント　坂下毅
発行人　高橋克佳

発行所　株式会社アスコム

〒105-0003
東京都港区西新橋2-23-1　3東洋海事ビル
編集部　TEL：03-5425-6627
営業部　TEL：03-5425-6626　FAX：03-5425-6770

印刷・製本　株式会社光邦

Printed in Japan ISBN 978-4-7762-0954-6